名医が
すすめる！

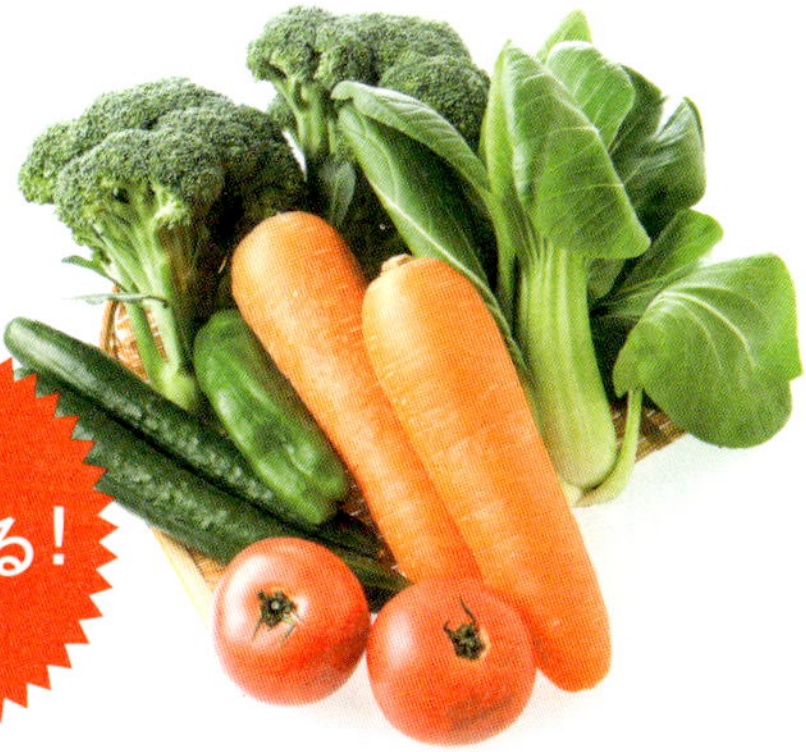

老けない
最強の食べ方

日本ファンクショナルダイエット協会理事長
監修 白澤卓二

名医がすすめる！「老けない最強の食べ方」もくじ

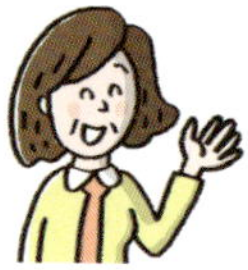

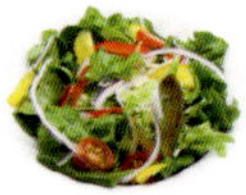

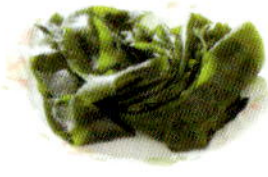

PART 4

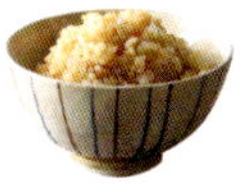

老けない食材の選び方 54

PART 5

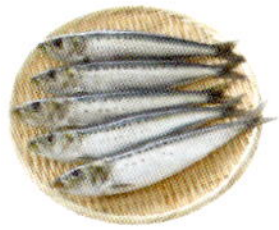

老けないための食材調理法 68

Column

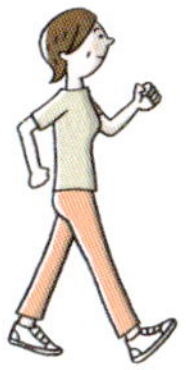

PART 6

簡単にできる老けない運動・生活習慣 80

本書のご利用にあたって

※本書で紹介している健康効果・運動効果には個人差があります。

※掲載のストレッチやスクワットなどの運動を実践する際に、体調や体に異変を感じた場合は中止し、医師に相談するなど、無理のない範囲で行ってください。

PART

1

老化を防いで がんや生活習慣病に ならない体に

心身機能の衰えや、生活習慣病、認知症など高齢者に見られる
さまざまな症状は、糖化やAGEs（終末糖化産物）の蓄積が原因です。
しかし、生活習慣を改善することで
いきいきとした健康長寿の実現が期待できます。

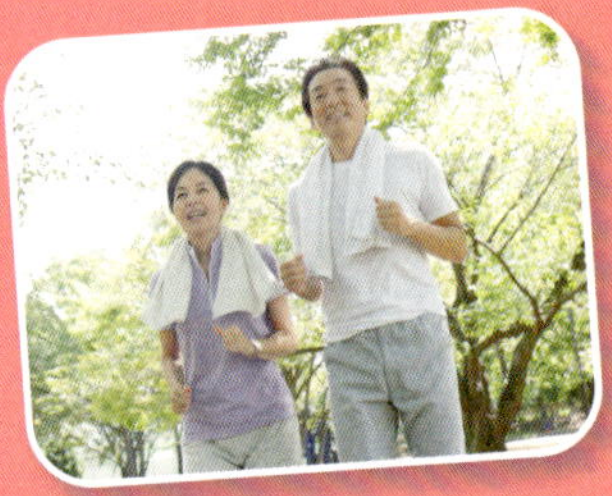

CONTENTS

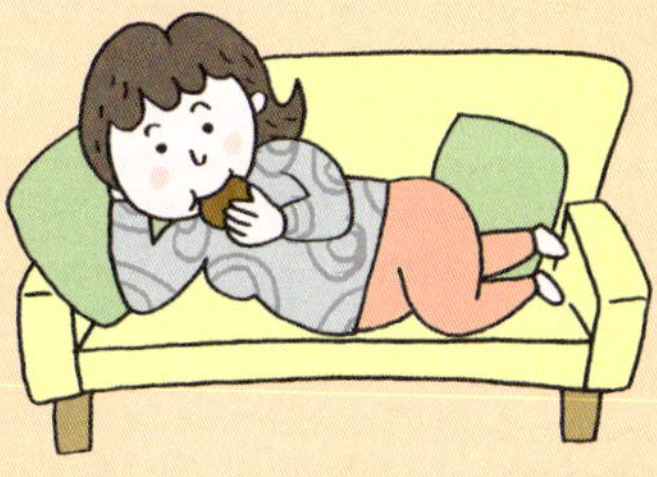

PART 1-1

あなたの老ける習慣をチェックしよう

生活習慣を改善し健康長寿を目指す

40～50歳代は仕事でも家庭でも責任が増す時期ですが、同時に無理が利かなくなる年齢でもあります。体力も基礎代謝もホルモンバランスも免疫力も、機能のすべてが低下していきます。寿命や若さは一般に遺伝が25%、環境要因が75%といわれ、遺伝部分は40代までに使い果たします。以降は「老ける習慣」を断ち、老いを自分でコントロールすることが必要です。

あなたの生活習慣を振り返ってみましょう。「老ける習慣」には、次ページに示した食習慣や運動習慣、生活習慣、ストレスの有無が挙げられます。楽で便利で楽しい生活が体をむしばむことがわかります。

悪しき生活習慣は姿かたちに「老い」として現れ、また、がんや脳出血、糖尿病、心臓病などの生活習慣病を引き起こします。

健康長寿を目指すには、40～60歳代までは生活習慣病に注意して生活習慣の改善を行い、70歳代以降は加えて認知症を意識し、「ボケずに100歳」を目指しましょう。日々の行動に注意して習慣を変えれば、人格が変わり、運命が変わり、人生が変わります。

POINT

「老ける習慣」は顔や体、寿命に悪影響を及ぼします。しかし**生活習慣はある程度コントロールできる**ので、自らの生活を見直すことが大切です。

「老ける習慣」は見た目にも変化をもたらす

人間の寿命に影響を及ぼす割合の75%が生活習慣などの環境要因。

残り25%は遺伝。しかし、40代までにその恩恵を使い切る。

日常にひそむ「老ける習慣」をチェックしよう

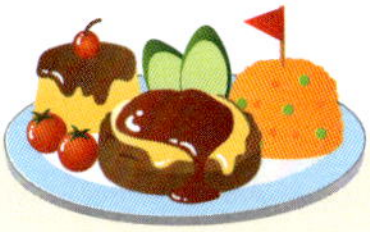

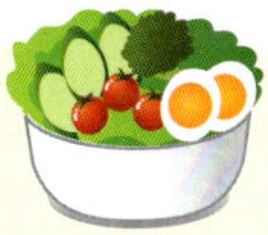

- □ カレーやラーメンが好きで、外食が多い
- □ サラダやきのこ類、海藻などを食べる機会が少ない
- □ 加工食品を毎日のように食べる
- □ 焼肉などで焦げた部分も口に入れてしまう
- □ 料理を食べる順番などは気にしない
- □ よく噛まないで飲み込んでいる
- □ 食後に体を動かしたりせず、運動習慣がない
- □ ストレスをよく感じる
- □ 肌トラブルがある
- □ 昼夜逆転生活を送ったり、夜更かしをよくする

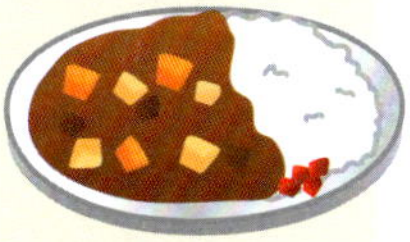

チェックが 1～3 個の人・・・

「老ける習慣」はあまりなさそうです。これからもいきいきと健康な生活を送れるでしょう。

チェックが 4～7 個の人・・・

「老ける習慣」を改善する必要があります。生活の見直しを行いましょう。

チェックが 8～10 個の人・・・

健康寿命を縮める**「老ける習慣」**が日常化しています。今すぐ生活習慣改善に取り組みましょう。

PART 1-2

老化を予防して がんや認知症を防ぐ

平均寿命と健康寿命の差

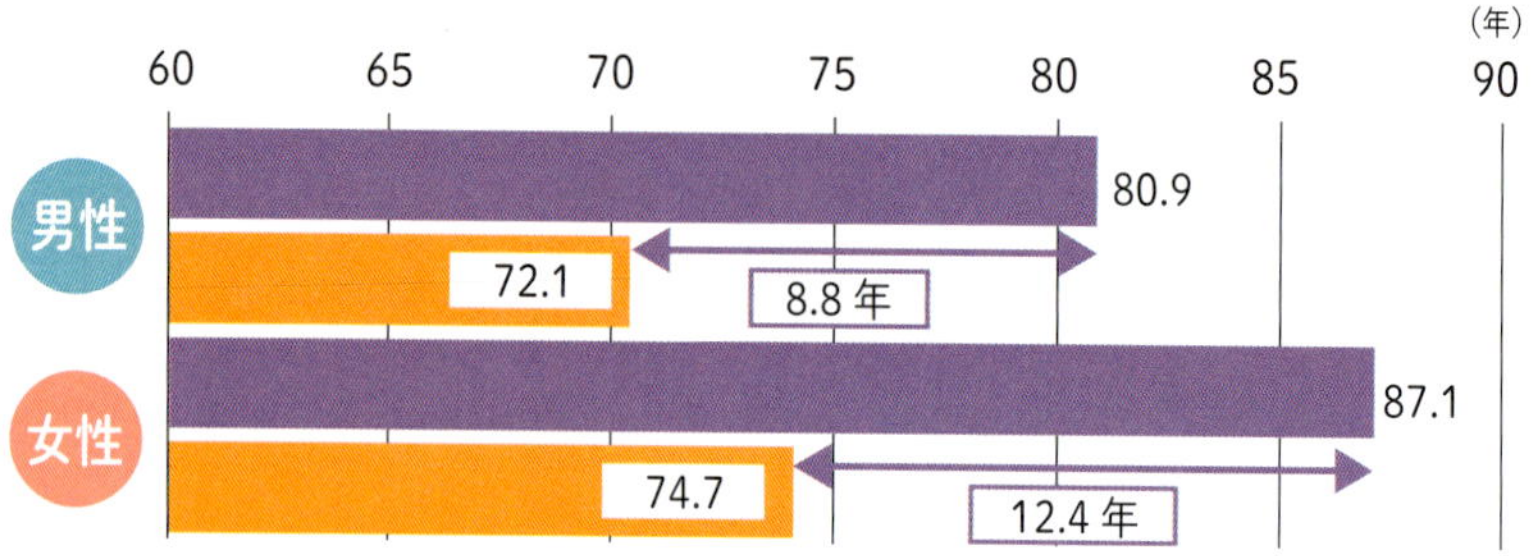

POINT

平均寿命が延びる一方で、健康寿命との差が広がっています。いつまでも若々しく健康でいるためには、健康寿命を延ばす必要があります。

平均寿命

健康寿命（日常生活を支障なく送れる期間）

平均寿命と健康寿命の差

出典：厚生労働省（健康日本21（第二次）推進専門委員会）（2018年）より

いつまでも若く健康寿命が大切

日本人の平均寿命は延び続け、2016年の発表では男性80・9歳、女性87・1歳に達しました。

この平均寿命と同時に気になるのが健康寿命です。健康寿命とは、心身ともに健康で自立して生活できる年齢です。2016年では男性72・1歳、女性74・7歳で、平均寿命と健康寿命との差は男性8・8年、女性12・4年でした。

この差は寝たきり、もしくは介護を要する期間で、平均寿命が延びるにつれ健康寿命との差が拡大する懸念があります。「体がだるい」「傷が治らない」などの症状も老化が原因かもしれません。日ごろの生活から老ける習慣を防ぎ、がんや認知症になることなく、健康で長生きしたいものです。

特定の疾患から日々の悩みや不調も「老ける習慣」のせい？

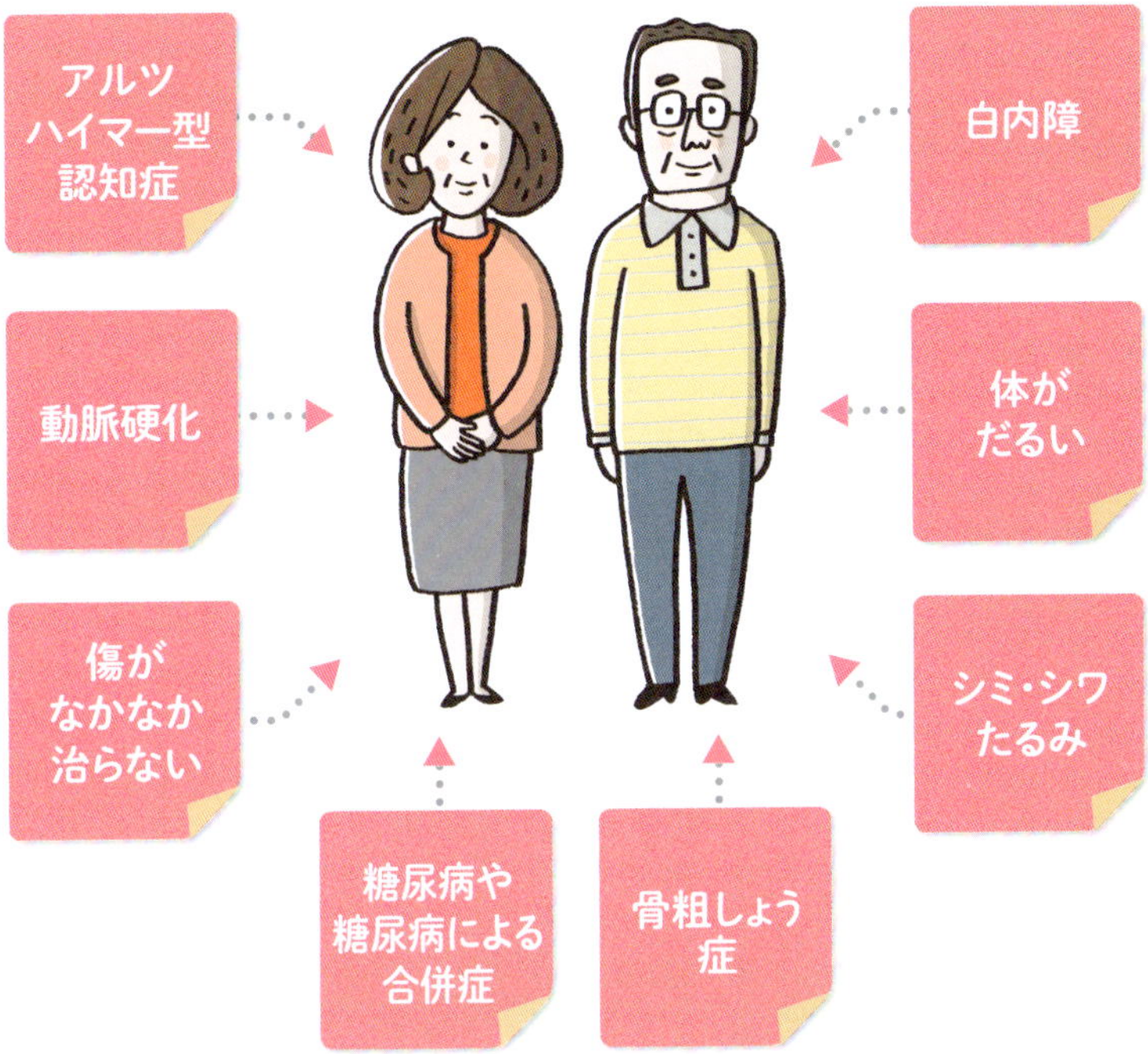

「老ける習慣」を続けていると、
さまざまな疾患が引き起こされたり、
持病を悪化させたりします。
健康寿命を延ばすには
「老ける習慣」をなくす必要があります。

AGEsが 老化現象を引き起こす

余分な糖をとるとたんぱく質が劣化

糖質は、わたしたちが生きるために必要なエネルギー源ですが、糖質をとりすぎると問題が発生します。

体内にとり入れられた糖質はブドウ糖に分解されてエネルギー源として使われ、余った糖質は脂肪として蓄積されます。実はそれだけでなく、余分な糖はたんぱく質と結びついてたんぱく質を劣化（糖化）させてしまいます。

この体内に蓄積されるものを、AGEs（終末糖化産物）といいます。**AGEsは糖が体内の余分なたんぱく質と結びついて、たんぱく質を劣化・変性させてつくり出した結果の産物です。**細胞にくっつくと炎症を起こし、体の機能を低下させて老化を促し、疾患の原因をつくり出します。

現在、この糖化および**AGEsの予防策のひとつとして注目されているのがケトン体食です。**エネルギー源をブドウ糖ではなくケトン体に求め、糖化をコントロールする食事法です。ケトン体は空腹になると肝臓で産生され、ブドウ糖に代わりエネルギーを放出します。ケトン体食によって吸収したエネルギーを効率よく消費できるとされます。

POINT

糖質をとりすぎて蓄積されたAGEs（終末糖化産物）が、細胞にくっつくと炎症を起こし、体の機能を低下させて老化を促し、疾患の原因をつくり出します。

老ける原因は「AGEs」と「糖化」にある

AGEsって？

終末糖化産物、すなわち「たんぱく質と糖が加熱されてできた物質」のこと。強い毒性を持ち、老化を進める原因物質となる

糖化とは？

体の中で余った糖質がたんぱく質とくっつき、たんぱく質を劣化させてしまう現象を指す

「糖化」によって AGEsが発生する仕組みって?

血液中に増えた糖 ＋ 体を構成するたんぱく質

↓

糖化反応

たんぱく質の変容

↓

AGEs（終末糖化産物）がつくられる

たんぱく質が本来の役割を果たさなくなる

さまざまな疾患を引き起こしてしまう

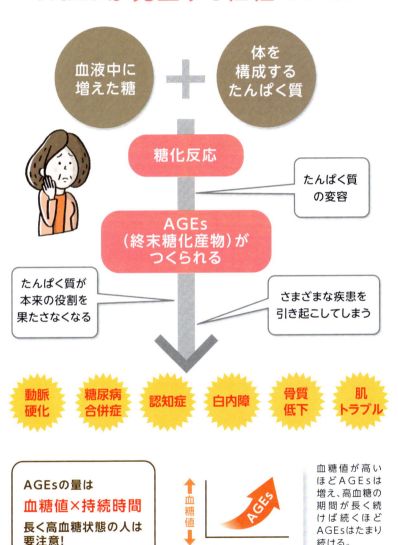

↓

動脈硬化 / 糖尿病合併症 / 認知症 / 白内障 / 骨質低下 / 肌トラブル

AGEsの量は
血糖値×持続時間
長く高血糖状態の人は要注意!

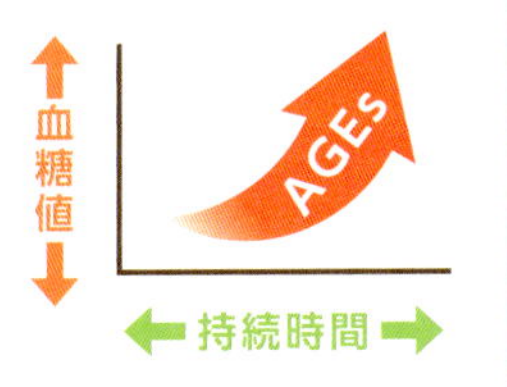

血糖値が高いほどAGEsは増え、高血糖の期間が長く続けば続くほどAGEsはたまり続ける。

PART 1-4

脳の活性化や運動で老ける習慣を改善

老ける習慣を変え細胞レベルから若返る

AGEsが直接影響を与える疾患に、現在、歯周病、腎臓病、アルツハイマー型認知症が報告されています。

体内では、老化の原因となる糖化やAGEsの蓄積がすでにはじまっています。生活習慣を変えても、蓄積されたAGEsの除去はできません。しかし、普段の生活習慣を変えることによって、体を良好に保つ、若い細胞を育てることはできます。それが健康長寿をもたらしてくれます。

この長寿のカギを握るものがテロメアです。DNAなどの遺伝情報を保護する染色体の末端部分で、この部分が長いと長寿、短いと短命といわれます。テロメアは絶えず細胞分裂を繰り返しています。そこで生活習慣をあらため、たとえば体にいいこと――よく噛んだり、姿勢を正したり、運動したり、脳に刺激を与えたりすると、テロメアは長くなってきます。これは生活習慣の改善で細胞レベルから若返ることのできる「可能性」を示しています。

老化の原因となる悪しき習慣と、いま決別することで、10年後、20年後には、健康で若々しいあなたを維持できるでしょう。

POINT

蓄積されたAGEsの除去はできませんが、普段の生活習慣を変えることによって、体を良好に保ち、若い細胞を育て、長寿のカギを握るテロメアを長くすることができます。

老ける習慣をいますぐ変えよう！

食生活を改善

生活習慣を改善

運動習慣を改善

10 年後、20 年後も いきいき暮らせますか?

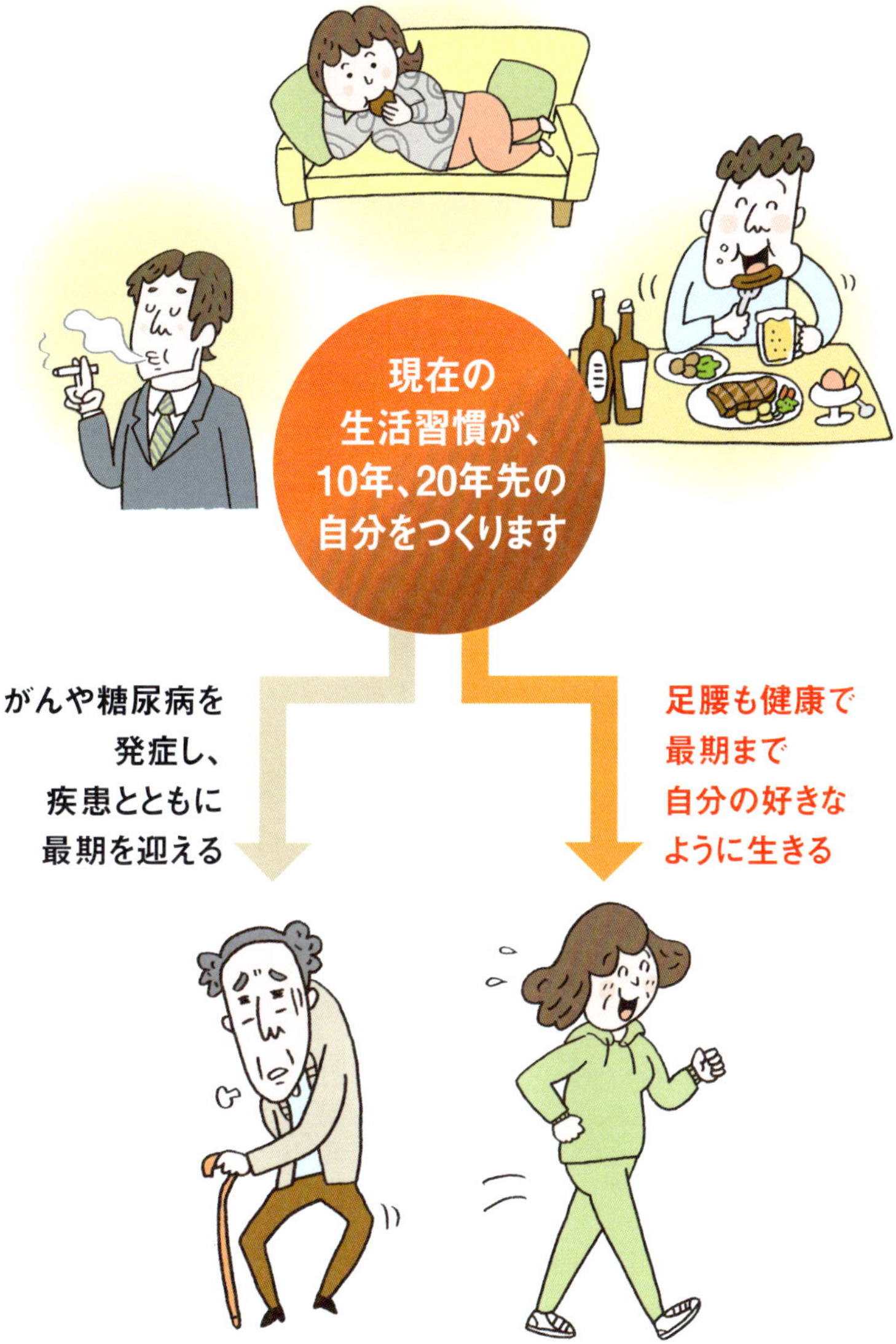
現在の
生活習慣が、
10年、20年先の
自分をつくります
がんや糖尿病を
発症し、
疾患とともに
最期を迎える
足腰も健康で
最期まで
自分の好きな
ように生きる

PART

2

日常の食べ方を
工夫して
老けない体に

健康にいいことを毎日続けるのは意外と大変ですが、
食事に工夫するのであれば、少し意識を変えるだけです。
老化を防ぐためにどのような食事方法をとり入れればいいのか、
この章で探っていきましょう。

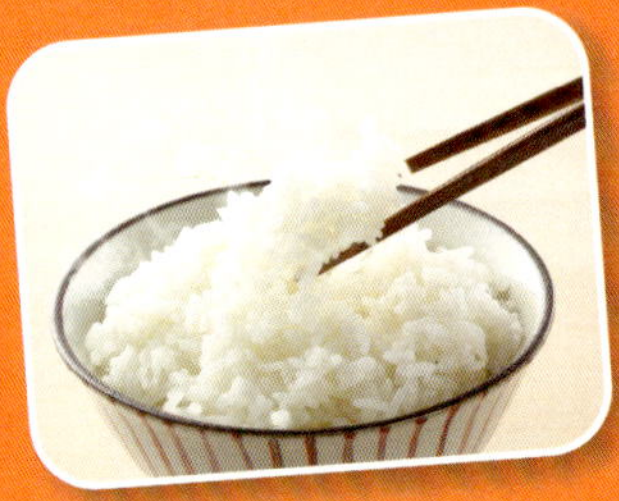

CONTENTS

PART 2-1

あなたの食事&食べ方は大丈夫?

食の常識を変える「ケトン体食」

健康体を保ち、なるべく長生きしたいと思い、食生活に注意しているつもりでも、「その食生活、間違っています!」という場合が少なくありません。ここで、あなたの日ごろの食生活を振り返ってみましょう。

「白米を何杯もおかわりする」「お酒の後に締めのラーメンを食べる」「ジャンクフードが好き」など、毎日の食生活でつい誘惑に負けてしまう経験が誰にでもあるでしょう。血糖値を急上昇させる精白された白米・パン・めん類などは糖化食品です。食べすぎや「ばっかり食い」は、老化を早めてしまいます。

さらに「朝食を食べない」「早食いをしてしまう」ことは、いずれも体に悪い食事のとり方です。肥満や糖化を促すよくない習慣といえるでしょう。

自身のいつもの食事を振り返ってみて、思い当たるようなら食習慣をあらためて、炭水化物の摂取をなるべく減らし、野菜や発酵食品を積極的に食べるケトン体食を意識しましょう。血糖値を減らし、ブドウ糖に代わってエネルギーを生むケトン体回路をつくり出すことで、健康な体への改善が期待できます。

POINT

食生活を振り返ってみて栄養が偏っていたり食べ方に問題があるなら、左ページの7つの基本を意識してケトン体食を実践して、健康な食事法を導入しましょう。

老化を早める食習慣って?

- 白米大好き!「おかわり」が幸せ
- お酒の後は〆のラーメン
- ジャンクフード大好き
- 朝食を食べない
- 早食いになりがち

まずは理想のカタチを知ろう
1日のベストな食習慣

朝

ほどほどの野菜
&
果物でつくる
フレッシュジュース
を1杯

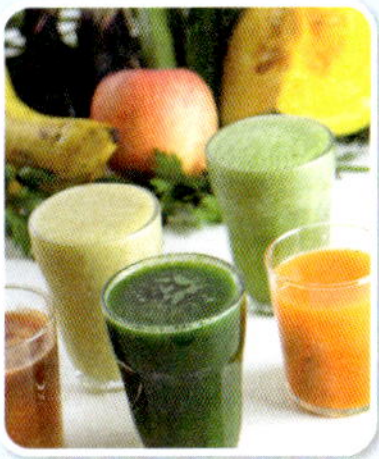

昼

魚メインの料理
（100g程度）
&
野菜をたっぷり
（サラダ・煮物等）

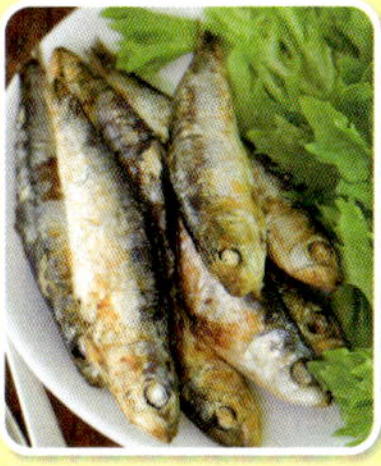

晩

肉メインの料理
（100g程度）
&
野菜をたっぷり
（サラダ・煮物等）

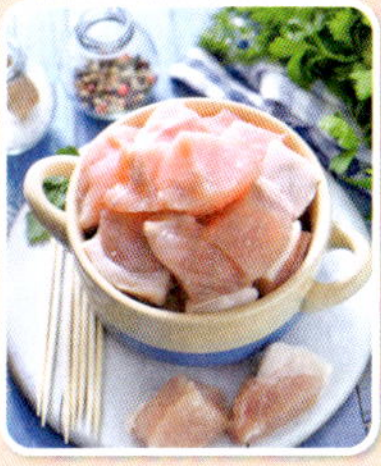

ケトン体食の7つの基本

1. 炭水化物の主食は極力とらない（白米やパン・麺など）
2. 食べる順番は野菜から
3. 加工食品をあまり使用しない
4. 発酵食品を積極的に食べる
5. アルコールは原則NG
6. 腹七分目を心がける
7. ドレッシング、調味料などはできれば自家製のものを使う

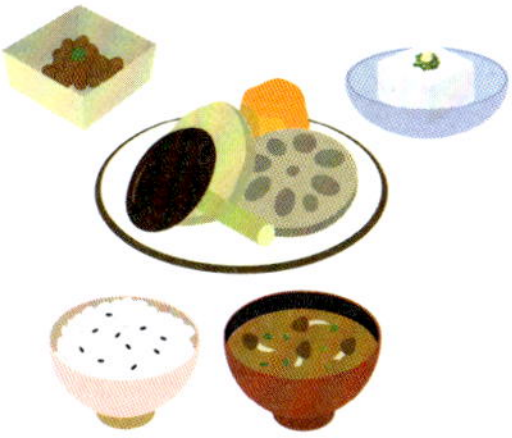

PART 2-2

サラダ→メイン→ごはん 食事時間は30分で

食べる順番でAGEs値を上げない

食べる順番をちょっと変えるだけで糖化を抑え、AGEs値を上げにくくすることができます。ポイントは、血糖値の上昇がゆるやかな食物から口にすることと、血糖値が上がりやすい食物は最後にとることです。

①大根などの根菜類やあしたば、なばななどの青菜類など、糖化を抑える食物繊維を先にとります。

②次いできのこ類や海藻類を使用した酢の物をとります。きのこや海藻は水溶性食物繊維、酢は発酵食品です。

③肉や魚、卵など脂肪分が少なく、良質のたんぱく質をとります。

④最後にごはん、パスタ、うどんなどの炭水化物をとります。ごはんは玄米や雑穀米がより効果的です。

食事が終わっても気をゆるめてはいけません。最も血糖値が上昇するのは食後1時間くらい経ったころです。食後のすごし方で、上昇する血糖値を緩和させることができます。

ポイントは食後の軽い運動。食後1時間以内を目安に、家や会社の周辺を軽く散歩してみて、慣れてきたらウォーキングしてみるといいでしょう。

POINT

食事をする際は食べる順番を意識することで、AGEs値を上げにくくすることができます。毎日決まった時間に食べ、寝る前の食事も控えましょう。

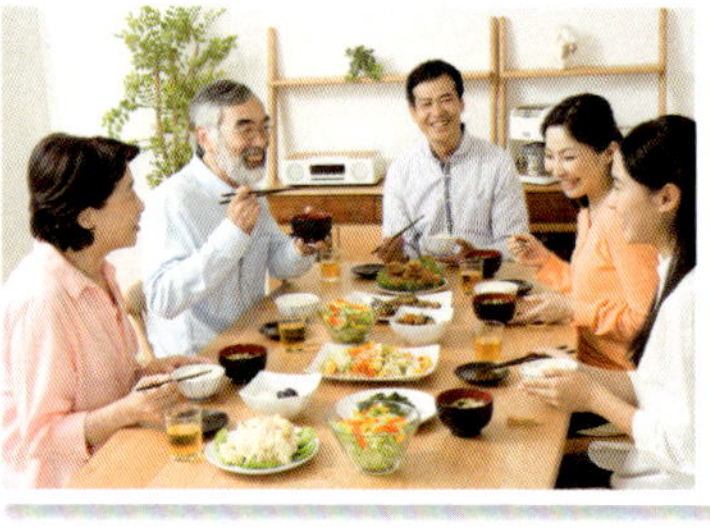

正しい食べ順を知っていますか？

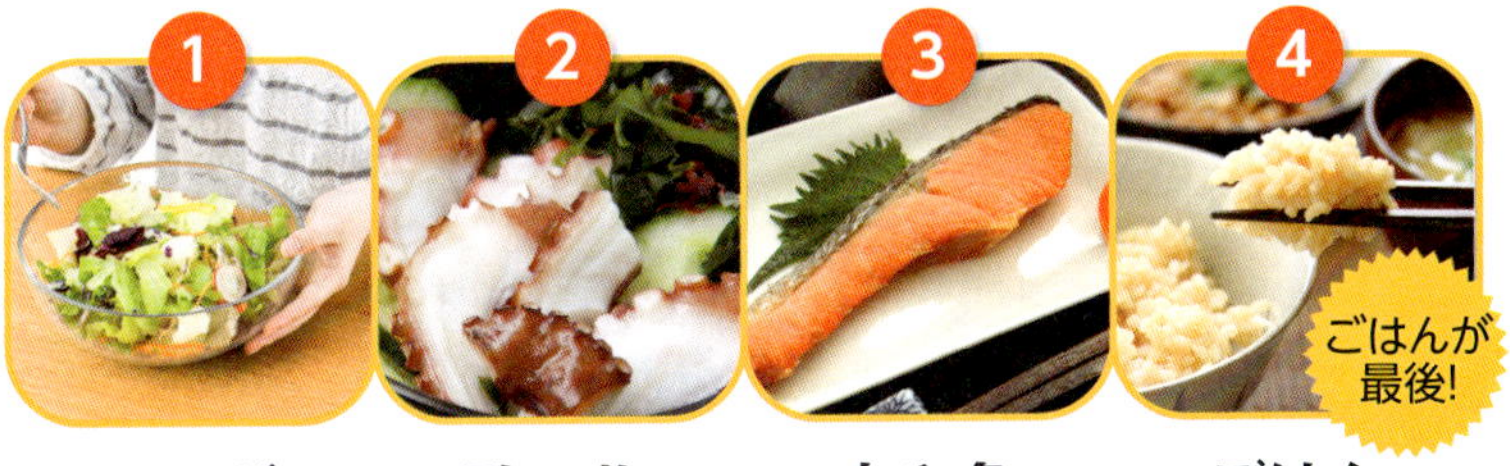

サラダ（食物繊維）→ 酢の物（発酵食品）→ 肉や魚 → ごはん

ダラダラ食べずに、メリハリのある食事時間を

「食事時間」で気をつけるポイント

CHECK 1
「ダラダラ食べ」や早食いはよくない
食事時間の目安は**約30分**

CHECK 2
毎日、**決まった時間に食事**をとる
多少の誤差はOK
毎日の時間差が3〜4時間にならないように

CHECK 3
寝る前は食べない&お酒を飲まない
最低でも寝る3時間前に
食事を済ませる

PART 2-3

よく噛んで咀しゃくはひと口30回

噛むことは全身の健康に重要

　農林水産省の平成22年度の『食料・農業・農村白書』によると、1回の食事で噛む回数は、江戸時代1500回、戦前1420回、現代620回と減り続けています。

　噛むことで、食物の味や食感が情報として脳に伝えられ、脳を活性化し、記憶力や認知機能の維持・向上に大きな影響を与えます。同時に、神経性ホルモンが働いて脳の視床下部にある満腹中枢を刺激し、ほどよい量で満腹感を得て食べすぎを防ぎます。これは肥満や生活習慣病の予防につながります。よく噛むことは脳や体の健康にとても大切なことなのです。

　健康を維持するためには、食物を口に含んだら何回くらい咀しゃくすればいいのでしょうか。基本はひと口30回です。食物をすりつぶすように、あごを上下左右にしっかり動かします。特に高齢になると、口を開くのも、食物を咀しゃくして飲み込む（嚥下）のも、難しくなります。誤嚥によって気管や肺に食物が詰まり肺炎を起こす人が少なくありません。

　日ごろから噛み応えのある食物をとり、食べ方にも注意して、噛む力・飲み込む力を鍛えておきましょう。

POINT

現代人は食べ物を噛む回数が減ってきています。しかし、噛むことは脳を活性化させ肥満を予防する効果があるので、ひと口30回を目安にしましょう。

現代人は噛む回数が激減

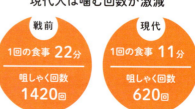

	戦前	現代
1回の食事	22分	11分
咀しゃく回数	1420回	620回

出典:農林水産省「みんなの食育」(平成22年)より

咀しゃく回数を増やす ワンポイントアドバイス

パンや麺類など柔らかい食べ物は避ける

噛まないと食べられない食品を選ぶ

玄米

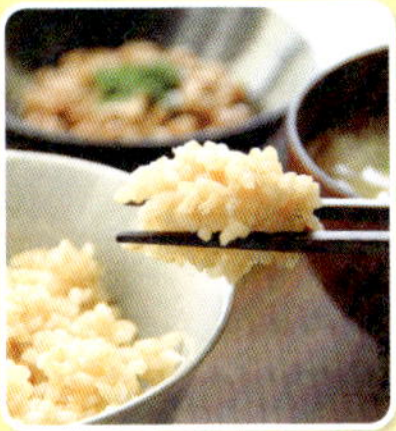

根菜類

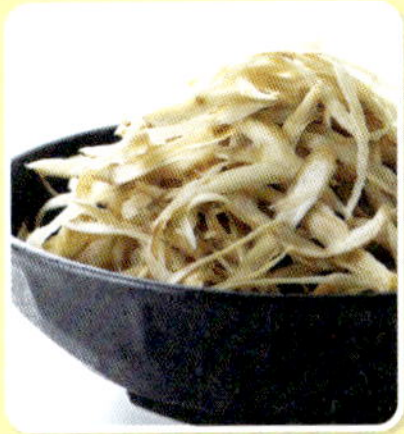

豆類

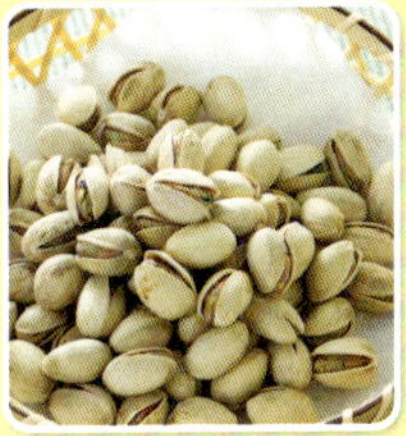

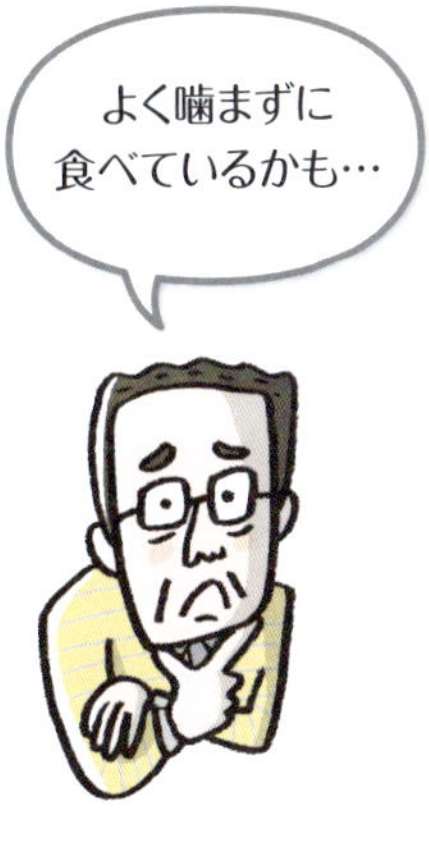

こんなテクニックも！

水分で流し込まないように、
食卓に飲み物を置かない。

正しい姿勢で食べ、噛むことに集中。
さらに噛む回数をカウントする。

PART 2-4

少食を習慣づけて老化を防ぐ

空腹で活性化する長寿遺伝子

　2000年にアメリカのマサチューセッツ工科大学のレオナルド・ギャランテ教授が、健康寿命を延ばす、サーチュイン遺伝子を発見しました。これは「長寿遺伝子」「若返り遺伝子」とも呼ばれ、この遺伝子が活性化すると、加齢に関係する病気や肌トラブルの防止など、さまざまな老化防止効果があります。

　この「長寿遺伝子」を活性化させる条件は、ずばり「空腹」です。人間は、長い歴史の中で飢餓と戦ってきました。そのため、空腹が続いても体を元気に保つことができる、長寿遺伝子が組み込まれたと考えられています。

　空腹が健康寿命を延ばすことは、さまざまな動物で確認されています。ウィスコンシン大学の研究では、腹7分目の食事を続けたアカゲザルのほうが、食事制限をしなかったサルに比べて、毛もフサフサで若々しい体を保っていました。

　1日3食を満腹になるまで食べるのではなく、腹7分目にしてみることを実践してみてはいかがでしょうか。食べすぎたときより、少食の方が体も軽くなり、毎日健康にすごせるでしょう。

POINT

老化防止効果がある長寿遺伝子を活性化させる条件は「空腹」にあります。1日3食を満腹になるまで食べるのではなく、腹7分目を実践してみましょう。

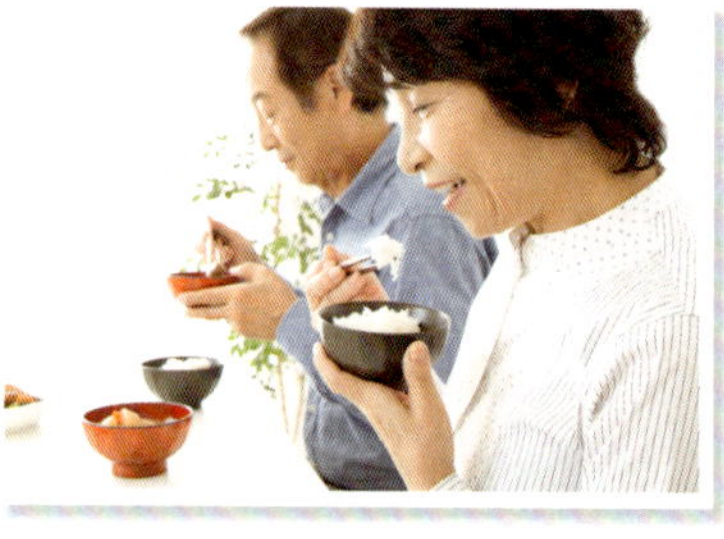

少食で老化を防ごう

少食にすることで下記のような健康効果が期待できます。

内臓の浄化

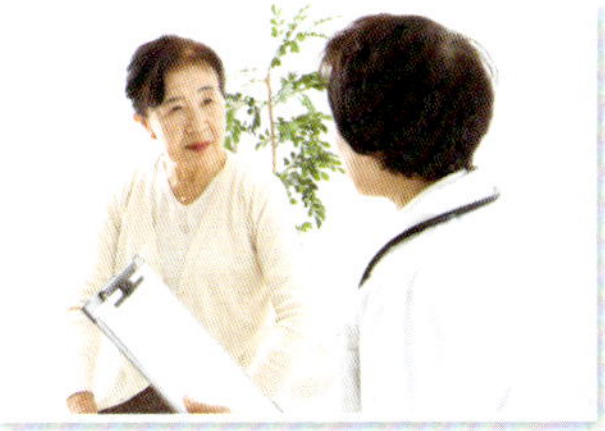

少食にすることで消化器官を中心とした内臓の負担が減り、内臓が元気になります。

血液の浄化

少食にすることで血液から余分なコレステロールがとり除かれ、血液がサラサラになります。

免疫力の回復

食べる量が減ることで栄養処理を担当している免疫細胞に余力が生まれ、体の免疫力を高めるほうに注力できるようになります。

毒素の排出

少食によって細胞の代謝を促すミトコンドリアが活性化してエネルギーを燃やしはじめ、脂肪細胞を燃やします。

脂肪燃焼

有害物質の多くは脂肪に蓄積されており、脂肪が燃焼することで、体内の毒素が排出されます。

味覚の正常化

空腹によって感覚が鋭くなるため、薄い味付けでもしっかりと味を感じることができるようになります。

PART 2-5

朝食を食べて 血糖値の上昇を抑える

朝食を抜くと太りやすくなる

前のページで少食をすすめましたが、朝食をとることは老けない体をつくるうえで欠かせません。

夕食から翌日の朝食までは間隔が長く、睡眠中もエネルギーを消費しているので、朝はエネルギーが枯渇した状態です。それにもかかわらず、朝食を抜いて、昼食をたくさん食べると、血糖値が一気に上がります。するとインスリンが多量に分泌されるので、血糖値は急降下します。このように血糖値が急上昇、急降下を繰り返すと、余分な糖が脂肪として体に蓄積されて太りやすくなります。

血糖値の大きな変動は血管にも悪影響を及ぼします。食後の血糖値が高い人は、動脈硬化が進行しやすいことがわかっています。

朝食をきちんととり、その後も決まった時間に食事をすれば、血糖値の上昇や下降はゆるやかになります。さらに、インスリンの分泌量も抑えられ、糖は筋肉に送られるので、脂肪が燃焼されやすくなります。

体温を高めて代謝を促し、心身ともに目覚めるためにも朝食は大切です。左図の食材で健康的なメニューを組み立ててみましょう。

POINT

朝食を抜くと血糖値が大きく変動する可能性がありますが、朝食をきちんととり3食決まった時間に食事をすれば、血糖値の動きはゆるやかになります。

朝食を抜くことの悪影響

太る

血管が傷つく

便秘になる

朝食を抜くことは体に悪影響を与え、老化を促進する結果となります。

朝食に食べたい食材

若々しさを保つ助けとなる食材を朝食にとり入れ、
健やかに1日をはじめましょう。

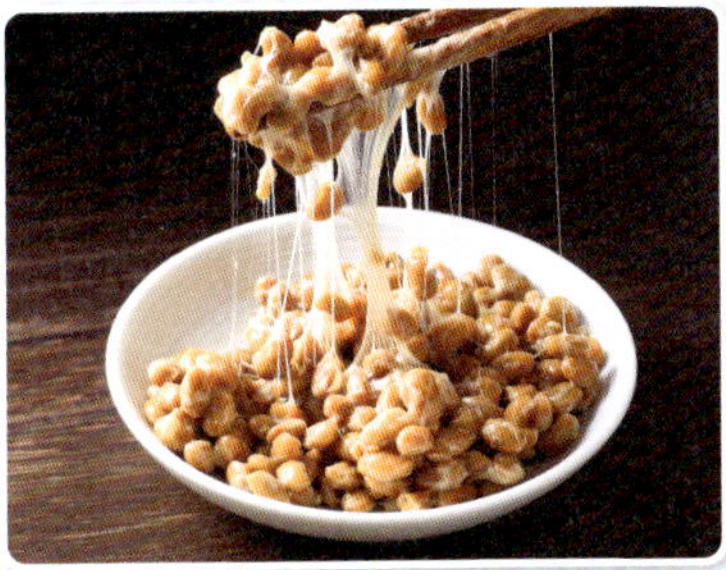

納豆

血栓を溶かし
血液をサラサラ
にする。

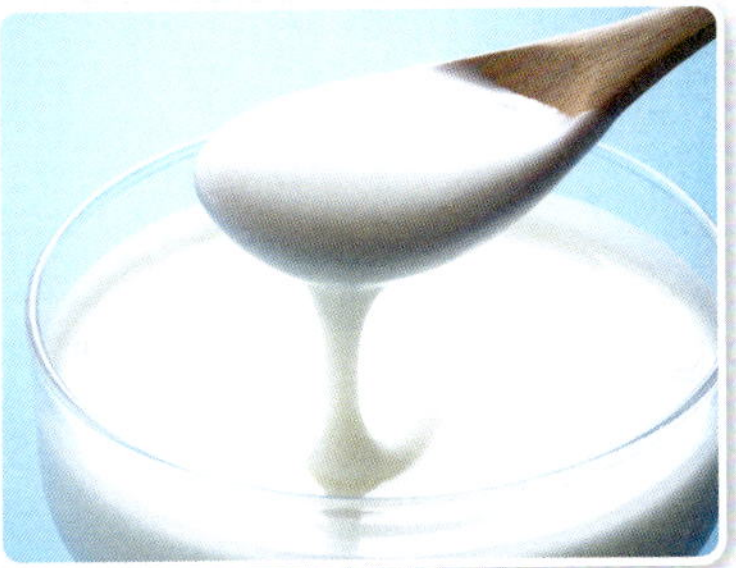

ヨーグルト

腸内環境を
整える。

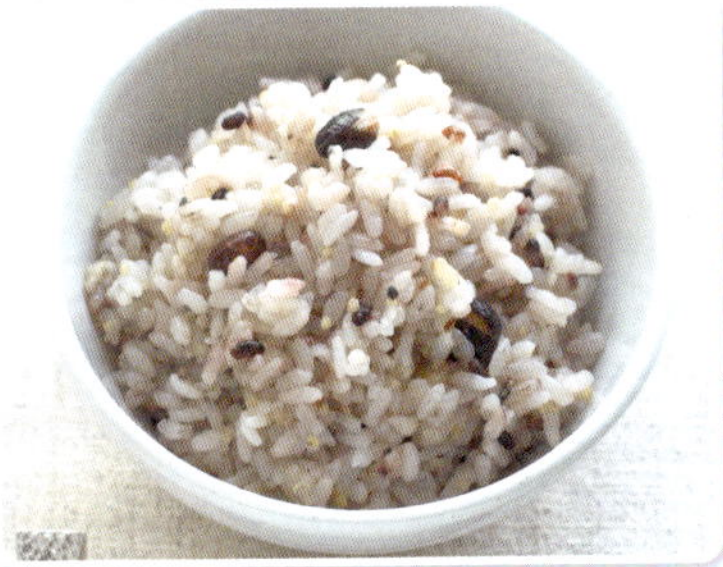

五穀米

体にうれしい
栄養素がたくさん
含まれている。

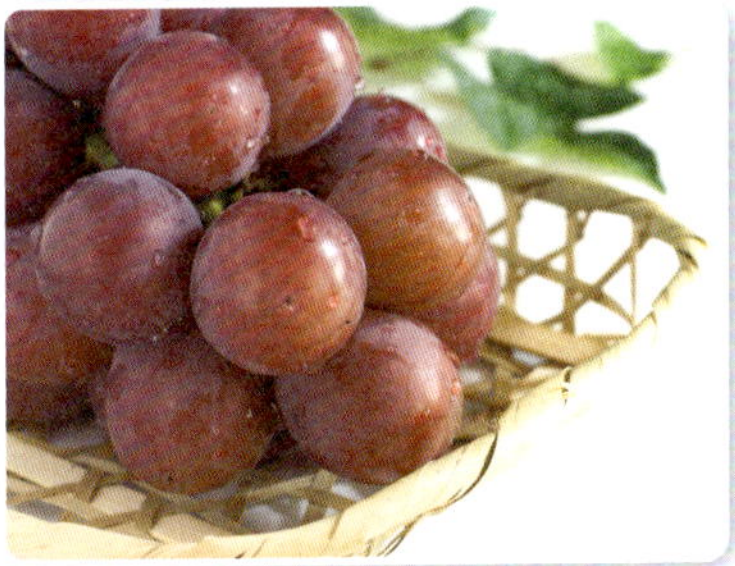

フルーツ

果糖は脳に
早く栄養を
届けられる。

PART 2-6

プチ断食でアンチエイジング

「長寿遺伝子」のスイッチオン

老けない体をつくるためには、朝食以外の食べ物を食べる回数や量を意識して減らす方法が効果的です。急に少食にするのは大変なので、まずは間食をやめる、夕食を軽めにするなど食事量を減らしてみましょう。

食事を断つ「断食」にも、長寿遺伝子のスイッチを入れる働きがあります。高齢期の人でも健康であれば、胃腸の調子がよくなり、免疫力がアップするなどの健康増進効果を期待することができます。

目に見える効果を求めるのであれば、2〜3週間にわたる断食が必要です。しかし長寿遺伝子に関しては、細胞実験によれば12〜18時間の断食でその発現が確認できます。つまり週末、それも半日の「プチ断食」でも、長寿遺伝子のスイッチを入れる効果があります。

もっとも手軽なプチ断食は、1日目の夕食と2日目の朝食をヘルシーな手づくりスムージーに置き換えるというもの。1日目の朝食と昼食、2日目の昼食と夕食は普通食を食べます。

自身の健康状態と相談しながら、食事の量を見直し、少食や断食に取り組んでみましょう。

POINT

長寿遺伝子のスイッチを入れるために「プチ断食」を試してみましょう。胃腸の調子がよくなり、免疫力がアップするなどの効果が期待できます。

プチ断食でいい循環

- 若返り遺伝子の活性化
- お通じがよくなる
- 胃腸の調子がよくなる
- ダイエット効果
- 美肌になる
- 免疫力のアップ
- 気分爽快

たった半日のプチ断食でアンチエイジングにうれしい健康効果が得られます。

プチ断食のやり方

プチ断食では、1日目の夕食と2日目の朝食を
スムージーに置き換えましょう。

1日目

朝

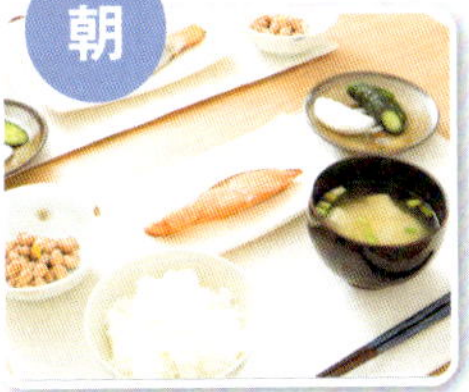

- ごはん
- みそ汁
- 納豆
- 鮭

昼

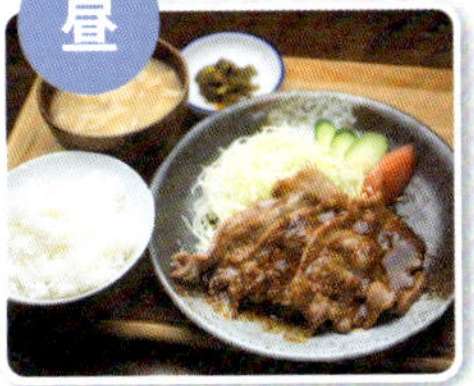

- ごはん
- みそ汁
- 豚のしょうが焼き
- ポテトサラダ
- キャベツの千切り

夕

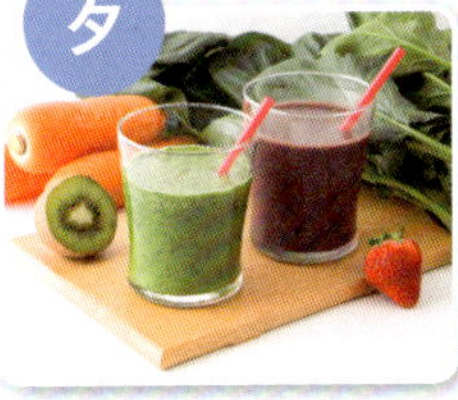

- 手づくりスムージー

2日目

朝

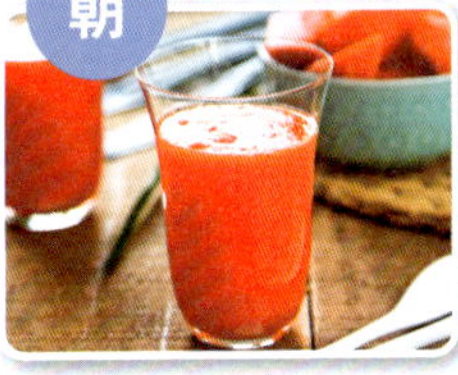

- 手作りスムージー

昼

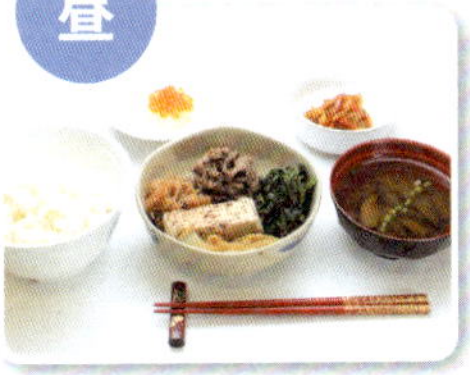

- ごはん
- みそ汁
- 大根おろしの
  いくらのせ
- すきやき
- きんぴらごぼう

夕

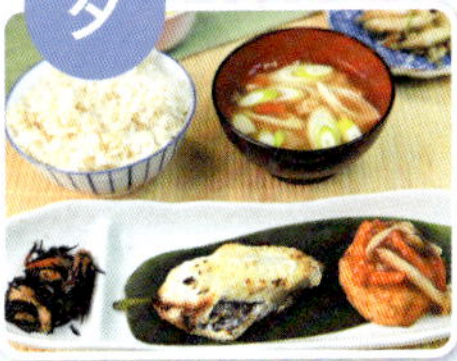

- ごはん
- みそ汁
- 鯖の西京焼き
- がんもどき
- ひじき

注意！ 3日以上断食をする場合は、必ず専門家の指導の下で行いましょう。

PART 2-7

1日6〜8杯の良質な水分補給を

朝と夜の1杯が健康維持につながる

わたしたちの体は体重の60%以上が水分であり、あの硬い骨も重さの25%が水分です。水分は健康な体、丈夫な骨を維持するために欠かせません。

特に高齢になると、体内の水分貯留量が減り、また喉の渇きを感じる神経も鈍くなるため、水分が不足しがちです。体内の水分が15%以上失われると脱水症状が生じ、その結果、肌が乾燥してシワが増え、血液がドロドロになって脳梗塞や心筋梗塞などの疾患を発症するようになります。

成人では1日2〜2・5ℓの水分を尿や便、汗などで失っており、その分を食物や飲料水で補わなければなりません。1日に必要な飲料水は800〜1300㎖。水をこまめに飲みましょう。

特に、朝と夜の1杯ずつの水は健康維持には重要です。体内の水分は寝ている間に汗などをかいて減り、血液も老廃物や毒素でドロドロになって心筋梗塞や脳梗塞を起こしやすくなります。寝る前のコップ1杯は疾患予防のため、寝起きのコップ1杯は体の機能アップのために役立ちます。健康を守るコップ1杯の水を積極的に飲みましょう。

POINT

成人が1日に必要な飲料水は800〜1300㎖。特に夜と起床後は健康維持のためにコップ1杯の水を飲むことが重要です。なるべくこまめに飲みましょう。

お酒は水分にカウントされません!

アルコールやコーヒーなどカフェイン飲料は利尿作用があるため、飲んだ量よりも多くの水分が失われ、脱水につながることも。お酒はほどほどにして、良質な水を飲みましょう。

水は体にとってとても重要だからこだわりたい

体内での役割

脳脊髄液になって脳を守る

血液やリンパ液になる

粘膜の潤いを保つ

細胞内外の浸透圧を一定保持

毒素や老廃物の排出を助ける

細胞内の化学反応の材料になる

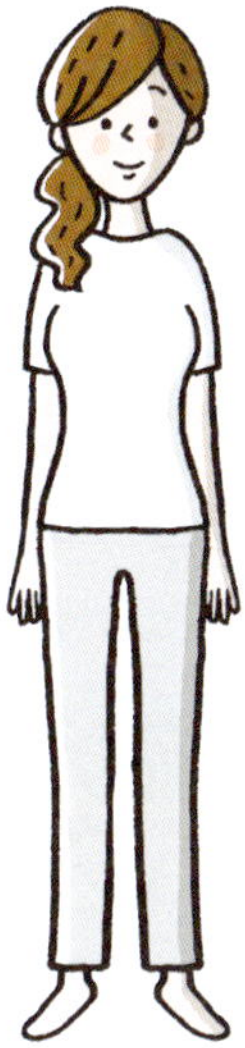

数字で見る水分の重要性

- 血液の90%が水分
- 脳の80%が水分
- 主な内臓の70%が水分
- 人間の体全体の60%が水分
- 骨の25%が水分

PART 2-8

お茶とコーヒーで健康に生きる

お茶やコーヒーの抗酸化作用

皆さんが日ごろよく飲むお茶やコーヒーにも健康効果があるとされています。茶葉に含まれるカテキンはポリフェノールの一種で、抗酸化作用のほか、抗菌殺菌作用があります。また、お茶には、抗アレルギーや殺菌作用を持つタンニンも含まれています。

コーヒーの場合は、その香り成分に含まれるポリフェノールの一種、クロロゲン酸がポイントです。この物質には抗酸化作用があり、体内の発がん性物質の生成を抑える働きがあるとされています。

国立がん研究センターが行った研究によると、コーヒーが肝臓がんや子宮体がんのリスクを下げるとされ、1日3～4杯飲む人は飲まない人に比べて、心疾患、脳血管疾患などのリスクも低下するといった報告があります。がん発症のリスクを抑えたい人は、普段から積極的にコーヒーを飲むとよいでしょう。

さらに、コーヒーにココナッツオイルを1さじ加えると、より老化防止に効果的な飲み物になります。少量のココナッツオイルを入れることでコーヒーの苦みが中和されて、マイルドな味わいになり飲みやすくなります。

POINT

お茶やコーヒーには抗酸化作用があるので、1日3～4杯の飲用がおすすめです。コーヒーのクロロゲン酸にはがん発症のリスクを抑える効果があるとされます。

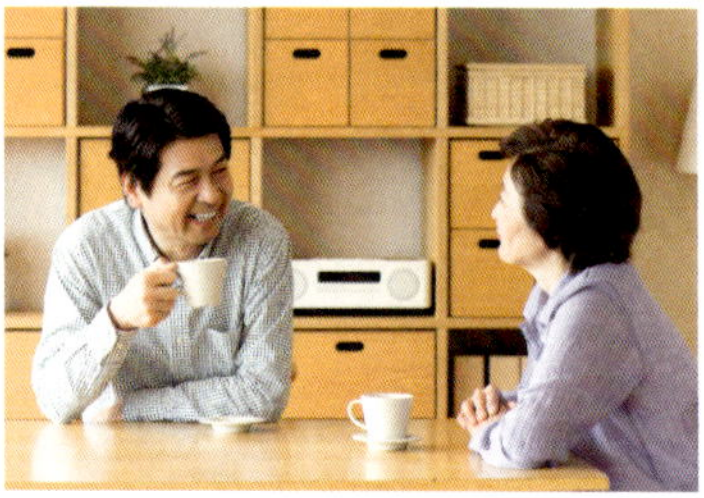

毎日の飲み物で老化防止

お茶やコーヒーには抗菌作用や抗酸化作用があり、
体を若々しく保ちます。

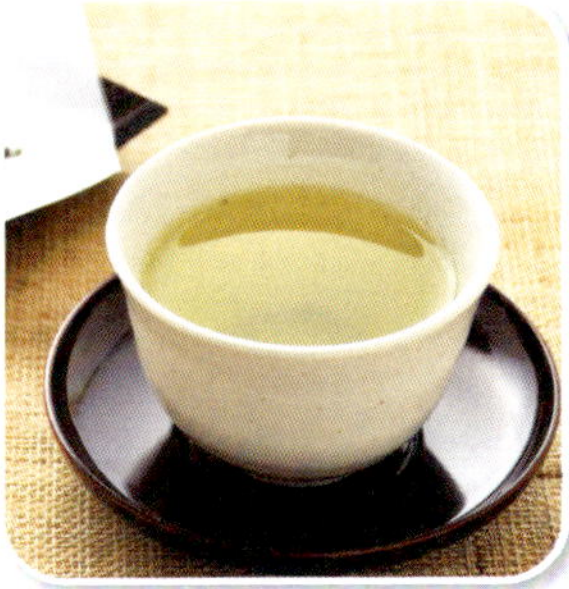

お茶に含まれるタンニン・カテキン（ポリフェノール）には…

抗酸化作用がある
抗菌作用がある
殺菌作用がある

老化防止、健康維持に効果的

コーヒーに含まれるクロロゲン酸（ポリフェノール）には……

抗酸化作用がある

アメリカではコーヒーをよく飲む人は
大腸がんになりにくい
という報告も

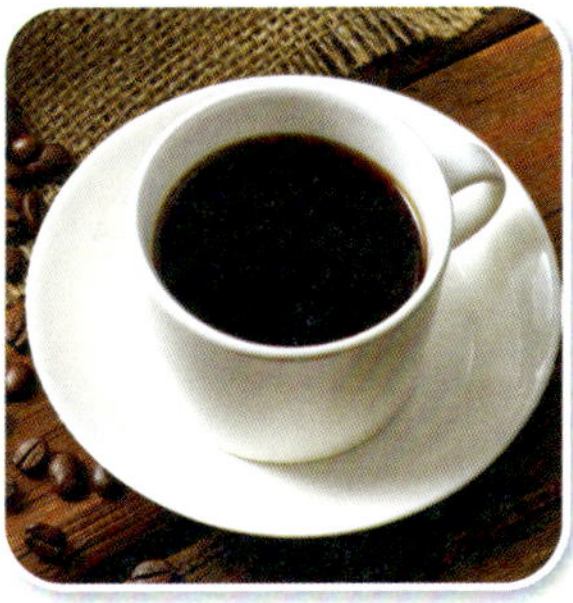

PART 2-9

お酒を飲むなら赤ワインがおすすめ

赤ワインが持つ健康長寿効果

　適量のお酒（日本酒に換算して1日1～2合程度）を飲む人のほうが、お酒をまったく飲まない人と比べて、健康的な生活を送っているというデータがあります。しかし、飲酒量が1日4～5合を超えると、体に悪影響を及ぼします。適量を守りながら、お酒を楽しく飲みましょう。

　また、おすすめのお酒は、ポリフェノールの一種「レスベラトロール」を豊富に含んでいる赤ワインです。「レスベラトロール」は2003年のネイチャー誌で、ハーバード大学の研究チームによって「長寿に影響がある」と研究成果が発表されて注目を浴びました。老化を抑制する長寿遺伝子を活性化させ、動脈硬化や肥満、認知症の予防などの健康長寿効果が期待できるとされます。グラスなら2杯程度の量を楽しみましょう。

　お酒を飲む際のおつまみに最適なのは、野菜スティックです。野菜を食べることでアルコールの代謝に必要なビタミン類を補給できます。それでは物足りなく感じるようであれば、良質なたんぱく質を含むチーズや、豆腐などの大豆を使った料理もおすすめです。

POINT

赤ワインは長寿遺伝子を活性化させるポリフェノールの一種「レスベラトロール」を豊富に含んでいます。野菜スティックなどをおつまみに楽しみましょう。

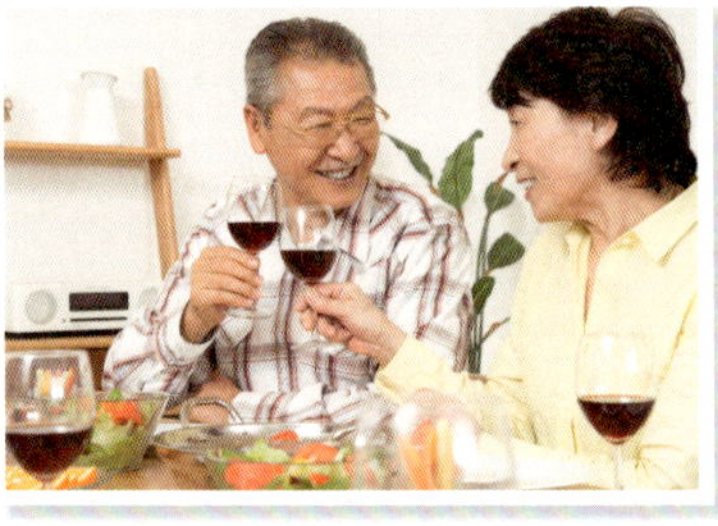

健康・美容に赤ワイン

ポリフェノールが含まれる赤ワインは
アンチエイジングに効果的です。

健康効果
- 動脈硬化の予防
- 認知症の予防
- がんの発生の抑制
- 中性脂肪低下
- 糖尿病の改善

美容効果
- 肌のターンオーバー促進
- シミの改善
- 腸内の美化
- 角質ケア

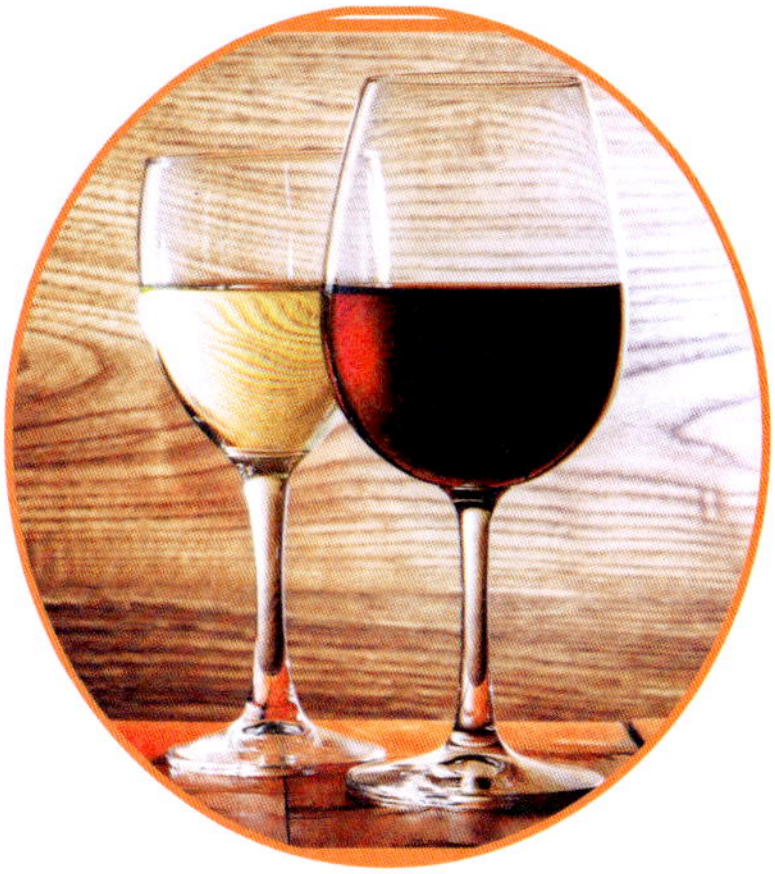

おつまみから老化を防ごう

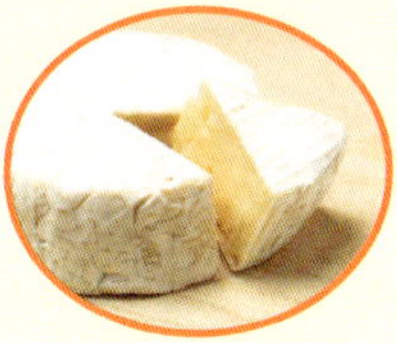

チーズ

アンチエイジング効果と悪酔い防止効果が得られます。

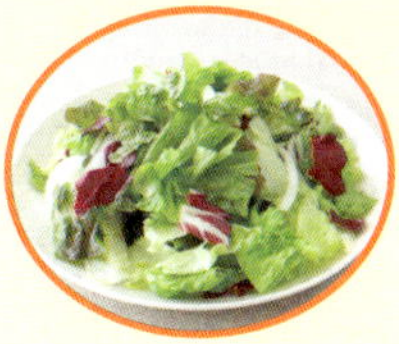

生野菜サラダ

植物酵素から体によい栄養素までそろっています。

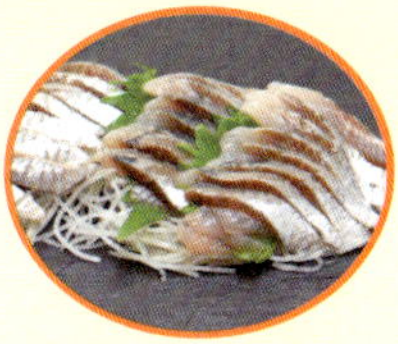

青魚のお刺身

美肌効果や免疫力強化が期待できるオメガ3が含まれています。

PART 3

予防したい病気別おすすめ食材

老化が原因で引き起こされる病気は数多くあります。
本章では血圧や血糖値を抑え、病気を予防するには
どんなものを食べればいいのか、
予防したい病気や症状別に紹介します。

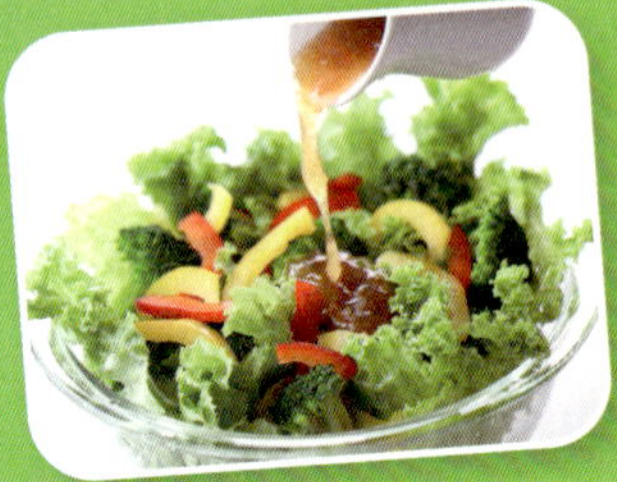

CONTENTS

PART 3-1

海藻を食べて血管をきれいに保つ

「シリカ」で血管を健康に保つ

血液中の水分が減ると血栓ができやすくなり、脳梗塞などを発症するリスクが高まります。脳梗塞の4割近くは、就寝中か起床直後に起きるといわれています。血液がドロドロになるのを防ぐために、就寝前と起床後にはコップ1杯の水を飲みましょう。

血液だけでなく血管の健康も、老けない体をつくるうえで重要です。最近、「シリカ（ケイ素）」というミネラルが注目されています。シリカは人体に微量ながら含まれているミネラルで、コラーゲンの再生を助けます。皮膚や毛髪、爪、骨の健康にも欠かせません。血管壁の弾力性を保ち、コレステロールが血管の内部に付着することを防いで血管の健康を支えます。血管が健康だと代謝が上がり、体内の毒素や不要物が排出されやすくなります。

成人は1日10～40mgのシリカを消費しますが、シリカは体内で生成することができないので、食事から補うことが大切です。青のりなどの海藻、キビ、玄米、ジャガイモ、トウモロコシ、アスパラガスなどに比較的多く含まれています。毎日食べるように心がけましょう。

POINT

血液だけでなく血管の健康を保つためにはシリカというミネラルに着目しましょう。シリカは主に海藻に含まれ、血管を丈夫にしてくれます。

朝晩1杯の水の効能

- 血液をサラサラにして、脳梗塞などの重大な病気を防ぐ
- 新陳代謝を促し老化を防ぐ

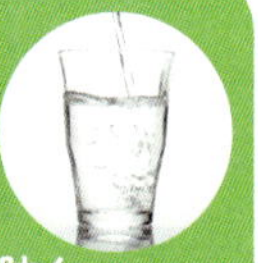

若さを保つ“シリカ”

血管の健康はもちろん、ほかにもさまざまなアンチエイジング効果をもたらします。

骨
丈夫な骨をつくる
肌
うるおいとハリのある肌になる
血管
血管の弾力性を維持
血管の湿度を保つ
軟骨
関節の動きを補助する
軟骨の生成を助ける

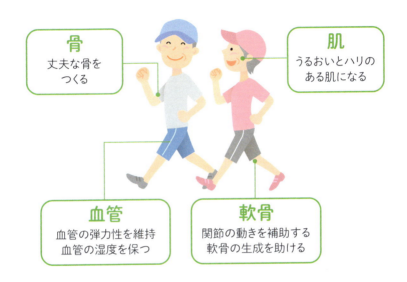

シリカを多く含む海藻

以下の食材には特に多く含まれています。

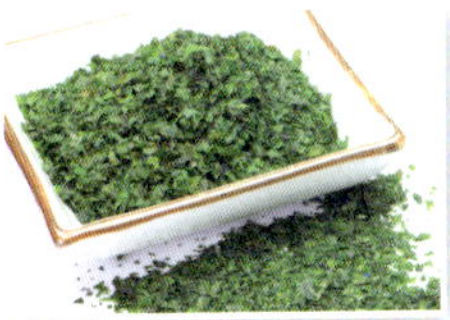
青のり 62mg

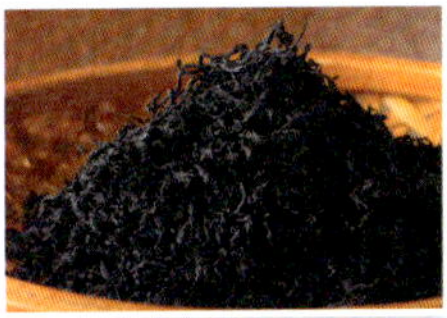
ひじき 10mg

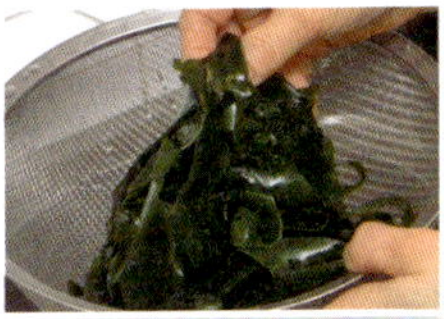
わかめ 7mg

※すべて100gあたりのシリカ含有量

PART 3-2

食後血糖値を意識して老化を防ぐ

食後血糖値を上げない食品で長寿命に

食物の中には、食後の血糖値を急上昇させないものもあります。代表的なものをあげておきましょう。

- **穀類**　全粒粉のパスタ、麦、玄米のお粥など
- **野菜**　さやいんげん、たまねぎ、長ねぎ、大根、ナス、小松菜、ほうれん草、トマト、キャベツ、きゅうり、レタス、ピーマン、ブロッコリーなど
- **豆類**　あずき、大豆、豆腐、納豆、落花生、カシューナッツ、アーモンドなど
- **乳製品**　チーズ、バター、ヨーグルトなど

「炭水化物が好き」「糖質をとらないと力が出ない」という人は、血糖値が上がりにくい食べ物を選ぶよう心がけましょう。

日本人は混合食といって、ごはんを中心に山海の幸をたっぷり食卓に並べて食べるのを好みとしています。血糖値を上げない食物を選びながら、どこかで「白米が食べたい」「ごはんがおいしい」という気持ちが抑えきれません。

糖質制限をするときは、この気持ちを大切にし「食べない」ではなく、「適量を食べる」「バランスよく食べる」という考えに方向転換しましょう。

POINT

全粒粉のパスタ・麦などの穀類、さやいんげん・ねぎなどの野菜、あずき・大豆などの豆類やチーズなどの乳製品は食後血糖値の急上昇を抑えます。

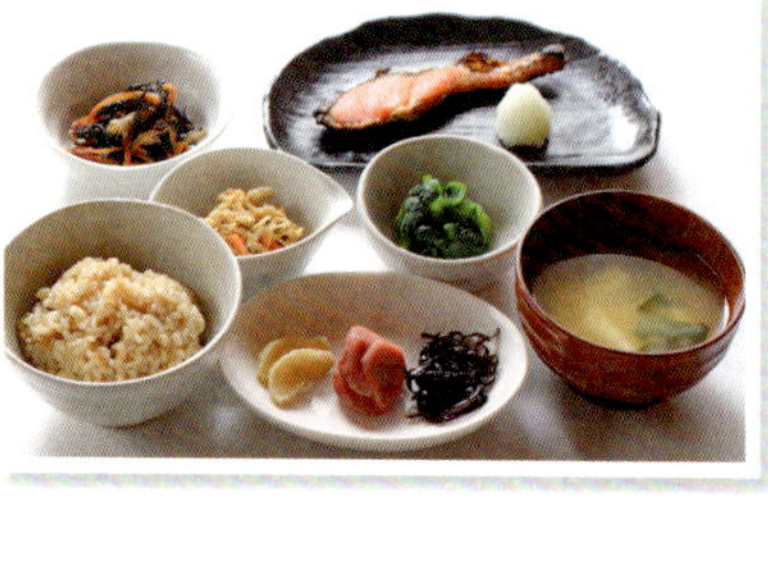

食後血糖値を上げにくい食材を食事に活用しよう

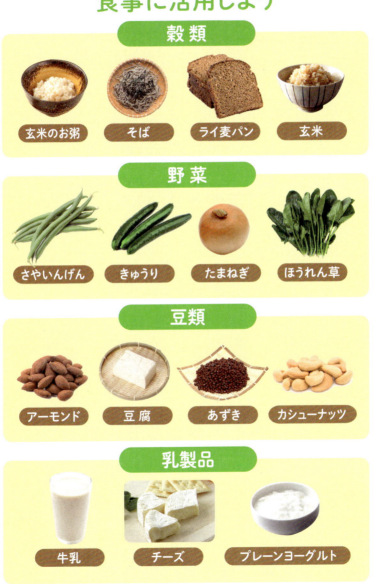

穀類

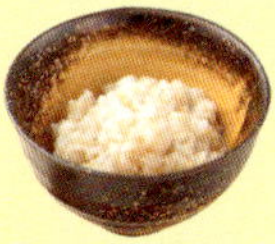
玄米のお粥

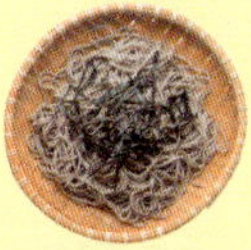
そば

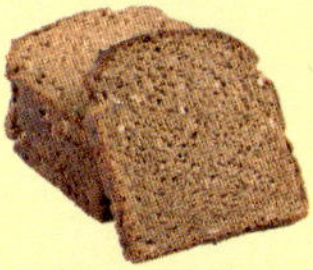
ライ麦パン

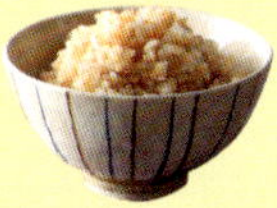
玄米

野菜

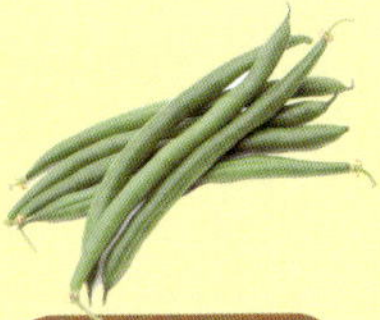
さやいんげん

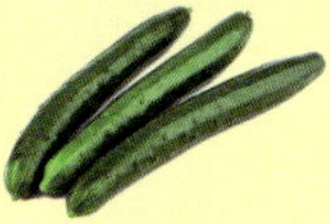
きゅうり

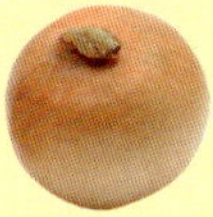
たまねぎ

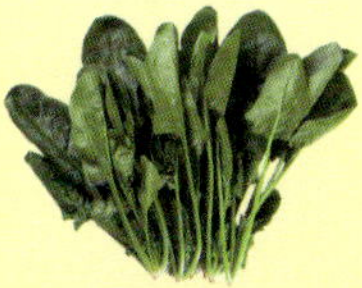
ほうれん草

豆類

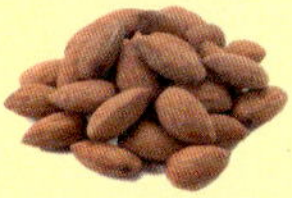
アーモンド

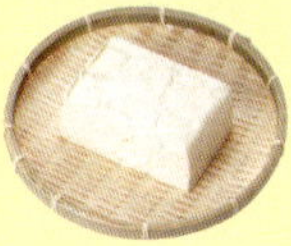
豆腐

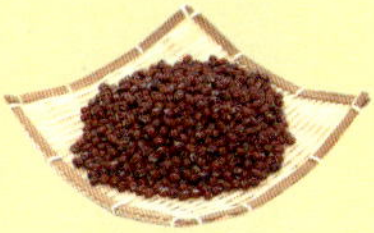
あずき

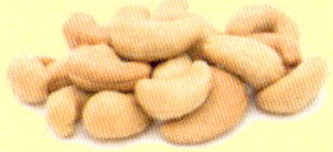
カシューナッツ

乳製品

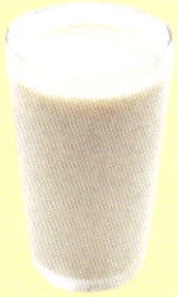
牛乳

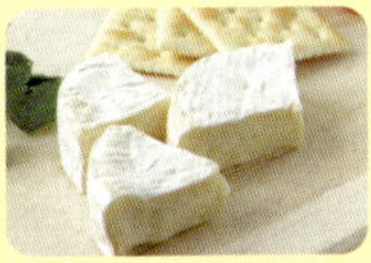
チーズ

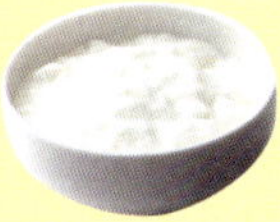
プレーンヨーグルト

PART 3-3

スパイスで血糖値を下げる

シナモンで糖質の代謝をよくする

老けない体をつくるためには、血糖値の上昇をなるべく抑えましょう。血糖値の上がり方は食事の内容や量によって異なります。

米やパンの場合、精白されている白米や餅、食パン、クロワッサンなどは、食後血糖値の上昇スピードを表すGI値が高い食材です。精白度の低い玄米、胚芽米、雑穀米、全粒粉やライ麦のパンなどはGI値の低い食品です。GI値の低い食材ほどゆっくり吸収されるので、腹持ちがよく、無駄な間食なども避けることができます。

血糖値の上昇を抑える効果が確認されているものに、スパイスのシナモンがあります。アメリカでは、シナモンを摂取している人は摂取していない人に比べて、血糖値やコレステロール値、中性脂肪の数値が低いという研究結果が発表されています。また日本でも、シナモンをとることによって糖質の代謝がよくなり、血糖値が下がって、糖尿病治療に効果があることがわかっています。

シナモンのほかに、とうがらしやしょうがなどにも、血糖値の上昇を抑える効果があります。にんにくは糖質の代謝をよくするので、積極的にとりましょう。

POINT

シナモンを摂取している人は血糖値やコレステロール値の数値が低いとされ、とうがらしやしょうがにも血糖値の上昇を抑える効果があります。

血糖値が上がると起きる老化現象

- 細胞の老化による肌の劣化（シミ、シワ、くすみなど）
- 動脈硬化、白内障、アルツハイマーなどの多くの病気

血糖値上昇を抑えるスパイス

血糖値の上昇を抑えるスパイスを
日々の生活にとり入れましょう。

シナモン

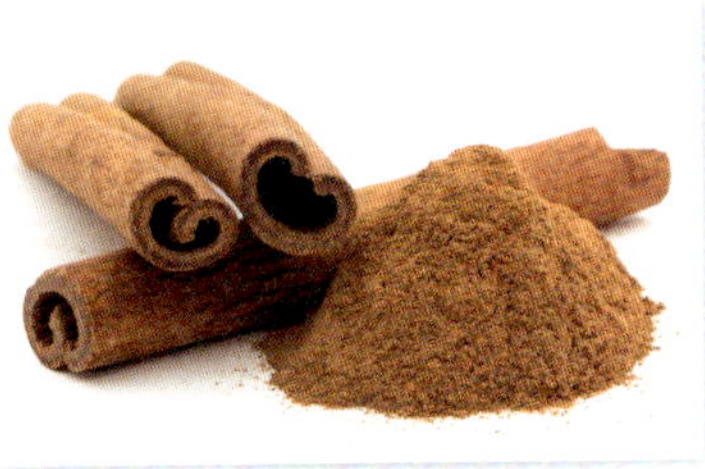

糖質の代謝をよくして
インスリンの
分泌量を増加させる

とうがらし

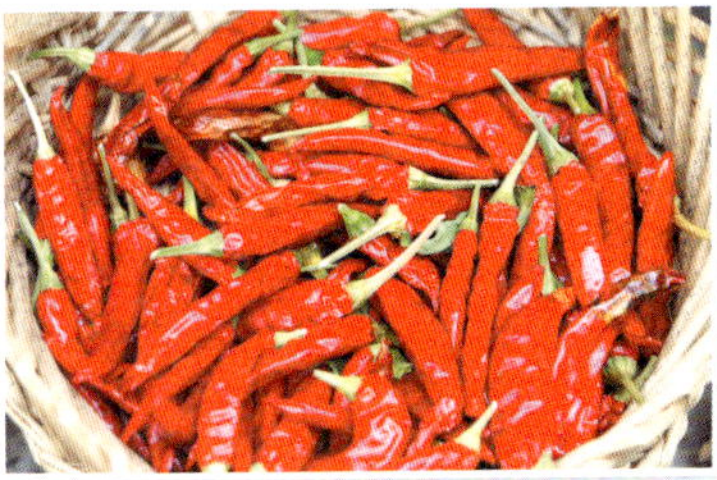

抗酸化作用に加えて
内臓脂肪を
燃やす作用も

にんにく

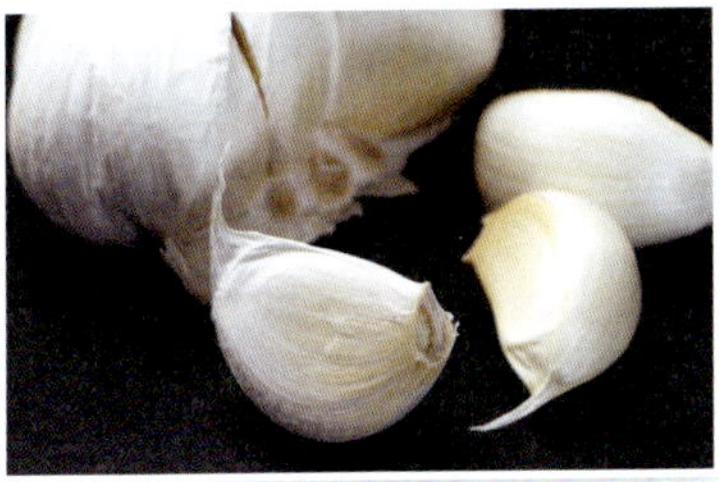

血液をサラサラにして
糖質の代謝をよくする

しょうが

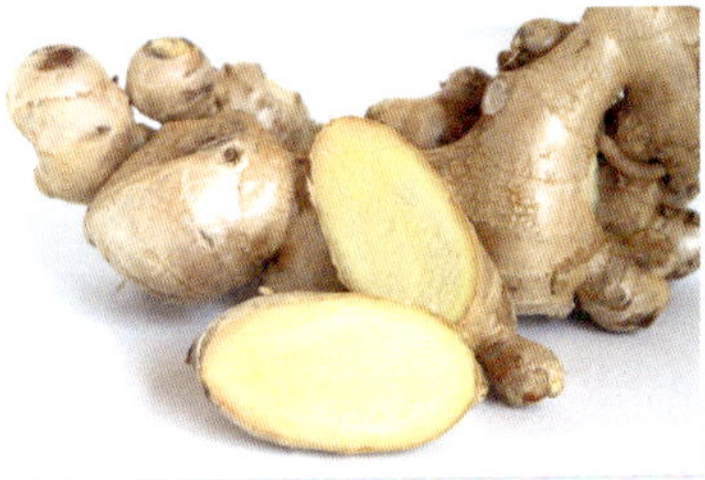

代謝を活発にして
脂肪を燃やして
インスリンの消費を抑える

PART 3-4

天然の塩で 高血圧を予防する

塩分のとりすぎで血圧が上昇する

　高血圧は、慢性的に血圧が高い状態を指します。加齢やさまざまな生活習慣が原因で、一旦、高血圧になってしまうと、「血管や心臓に負担がかかる」「血管が傷んで硬化する」「血管が詰まってしまう」など健康を損なってしまいます。高血圧の大きな要因となっているのが塩分のとりすぎです。**食塩は血圧上昇に直接関わっているので、減塩をすると血圧は下がります。**

　厚生労働省が定める日本人の食事摂取基準（2015年版）によると、健康な人の1日の食塩摂取目標量は、男性8g未満、女性7g未満、高血圧症の人は6g未満が推奨されています。

　塩を選ぶときは、ミネラルを多く含む天然塩を選ぶようにしましょう。天然塩には、マグネシウム、カルシウム、亜鉛などのミネラルが豊富に含まれていて、精製塩よりも血圧を上昇させる作用はゆるやかです。天然塩には不整脈を安定させる、血圧を調整するといった健康効果もあります。

　しかし、塩分には変わりないので、とりすぎは禁物です。適量をとるようにしましょう。

POINT

塩分をとりすぎることで高血圧になり、血管が傷んだり詰まってしまう危険性があります。**塩は天然塩を選び、適量を使う**ように心がけましょう。

天然塩

昔ながらの製法で海水からつくられた塩には、不足しがちなミネラルの補給活性酸素の抑制、デトックス効果などの効能があります。

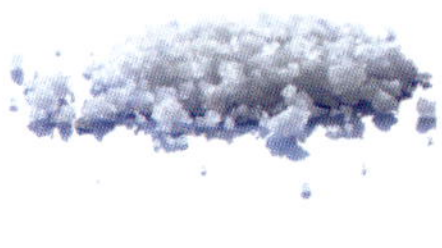

塩が老化の原因に

塩分は血圧の上昇に直接的に関わってきます。
高血圧は血管に負担をかけ、健康を損ないます。

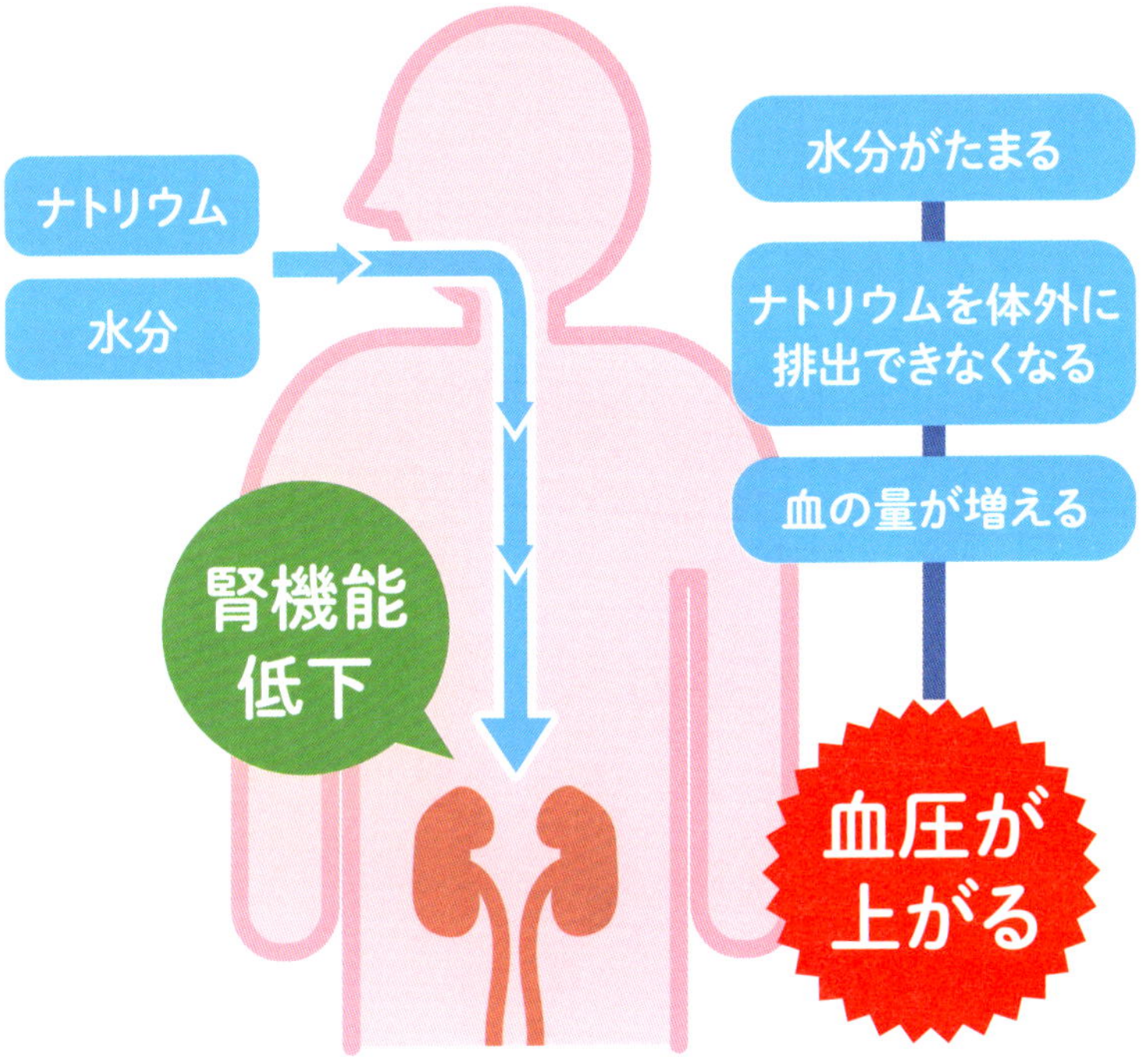

高血圧になると

- 血管や心臓に負担がかかる
- 血管が傷んで硬化する
- 血管が切れる・詰まる可能性も

PART 3-5

がんを防ぐ 野菜多めの食生活を

活性酸素ががんを発生させる

　がん細胞を発生させる発がん性物質にはさまざまなものがありますが、体の老化を招く活性酸素もそのひとつ。細胞のＤＮＡにダメージを与え、がん化させます。活性酸素発生の原因は、紫外線や大気汚染などの環境要因に加え、過食や食品添加物の摂取などの食生活要因が考えられます。喫煙や過度の飲酒なども要因のひとつです。

　がんを予防するには、体の老化や酸化を防ぐ、バランスのいい食事が大切です。

　アメリカの国立がん研究所は、野菜や果物がもつ栄養素やフィトケミカル（植物性化学物質）が、がんの発症率を減らすことに着目し、１９９０年、がん予防効果のある野菜や果物をデザイナーフーズとして発表しました。左図は抗酸化作用が高い順に、ピラミッド状に並べてあります。

　この頂点に置かれているにんにくは、臭いのもとであるアリシンに強い抗酸化作用があります。リンやセレンなどのミネラルも豊富です。ほかにも野菜や果物には、抗酸化作用や免疫力の向上を助ける作用があり、がんや生活習慣病のリスクを減らすことができます。

POINT

がん予防効果がある野菜や果物（デザイナーフーズ）に着目して、にんにくやキャベツ、大豆、しょうがなどを食事にとり入れましょう。

体の酸化でがんに

体内で活性酸素が発生すると、活性酸素が体を酸化させます。さらに活性酸素は細胞を傷つけて体を老化させるため、細胞ががん化してしまいます。

体の酸化 → 体の老化 → がん

アメリカ国立がん研究所が認めたデザイナーフーズ

デザイナーフーズピラミッドを参考に、
日々の食事からがんを予防しましょう。

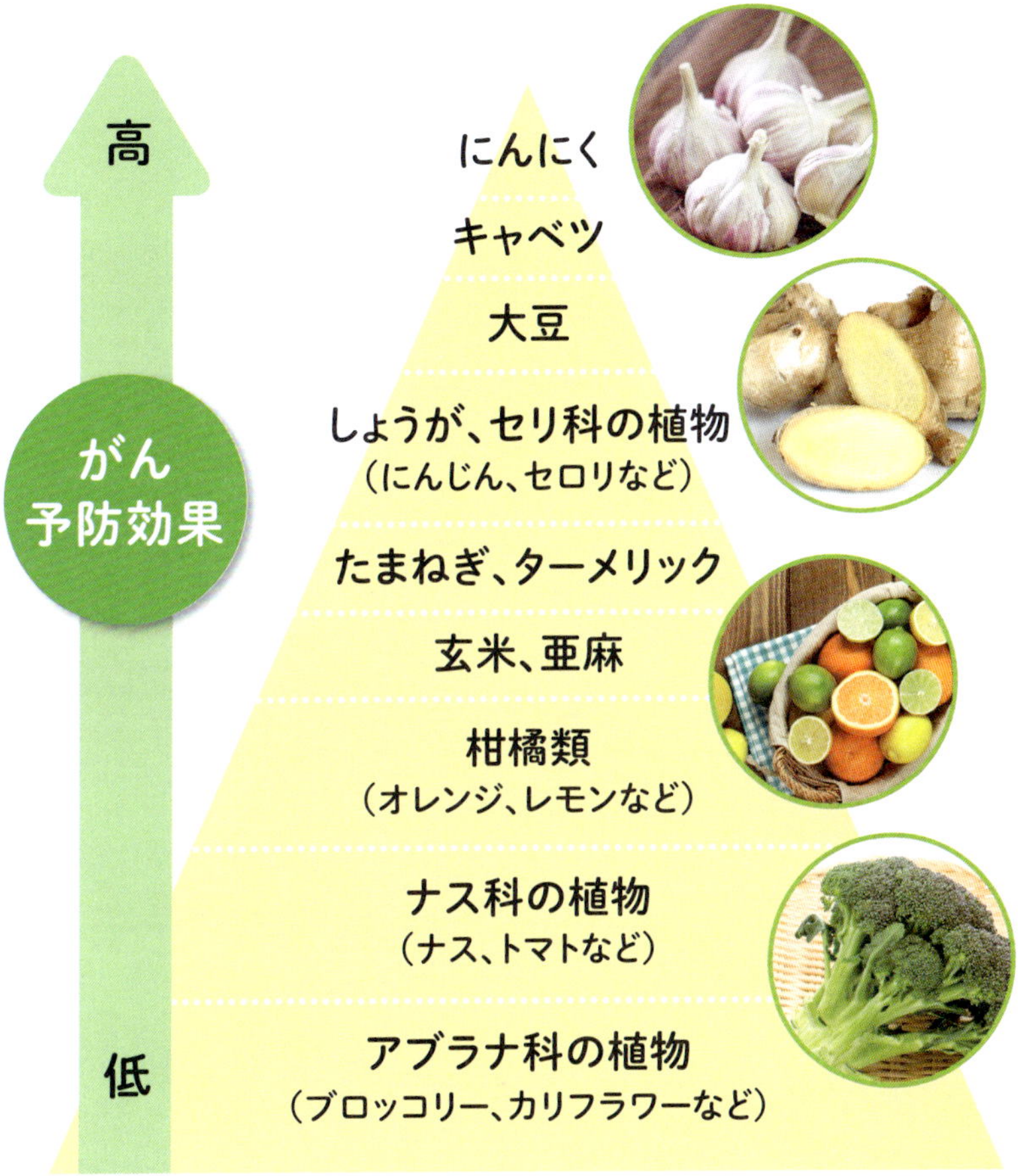
高
がん
予防効果
低
にんにく
キャベツ
大豆
しょうが、セリ科の植物
（にんじん、セロリなど）
たまねぎ、ターメリック
玄米、亜麻
柑橘類
（オレンジ、レモンなど）
ナス科の植物
（ナス、トマトなど）
アブラナ科の植物
（ブロッコリー、カリフラワーなど）

※アメリカ国立がん研究所（National Cancer Institute）発表資料を参考に作成

PART 3-6

玄米・大豆で糖尿病対策

食品のミネラルで糖尿病対策を

糖質を含んだ食品を食べるとブドウ糖が血液中に入って血糖になります。これを測定したものが血糖値です。血液中にブドウ糖があふれ、血糖値が高い状態が続くと、どんどん体が老化していってしまいます。

一般に、血糖値が高い人はミネラルが不足しているとされています。マンガン、クロム、リン、カリウム、亜鉛などのミネラルは、インスリンの糖代謝を助ける働きがあるので、日ごろから積極的にとるようにしましょう。

ミネラルを豊富に含んでいる食品は、玄米や大豆、海藻や緑黄色野菜、ナッツなどです。なかでも大豆は、良質なたんぱく源であるとともに、マグネシウムやカリウム、亜鉛などのミネラルを豊富に含んでいます。玄米や大豆などミネラルが豊富で、糖尿病や高血糖の改善効果のある食材を活用した食事を心がけ、血糖値の変動を小さくしましょう。

おすすめは、左の写真のような一汁三菜を基本とした昔ながらの日本食です。玄米、みそ汁、漬物のほかに、肉や魚など動物性の主菜1品、野菜など植物性の副菜2品で、バランスのとれた食事をしましょう。

POINT

マンガン、クロム、リン、カリウムなどのミネラルは、インスリンの糖代謝を助けます。ミネラルを豊富に含む玄米や大豆、海藻を食べましょう。

糖尿病で体は老ける

血糖値が高いと体の糖化が進み、老けやすい体になってしまいます。

- 体の毒素が排出できなくなる
- 血管・血液が原因の重大な疾患
- 目が見えなくなる
- 手足がしびれる

糖尿病を防ぐ玄米と大豆

ミネラルを含む食事で血糖値をコントロールしましょう。

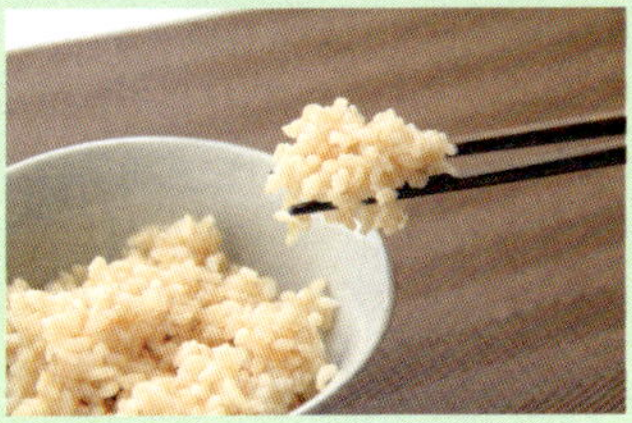

玄米はミネラル分を
含んだ完全栄養食

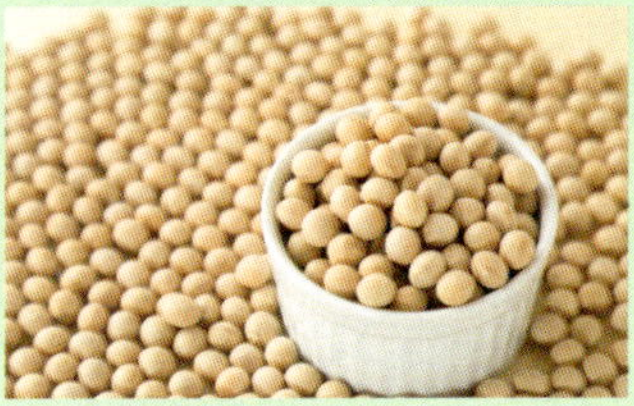

質のいいミネラル、
たんぱく質をとれる大豆

ほかにも
ミネラルを
豊富に含む食品

- 魚介類
- 納豆
- 海藻
- ナッツ
- 緑黄色野菜

etc.

ミネラル豊富な食事が
糖尿病から体を救う

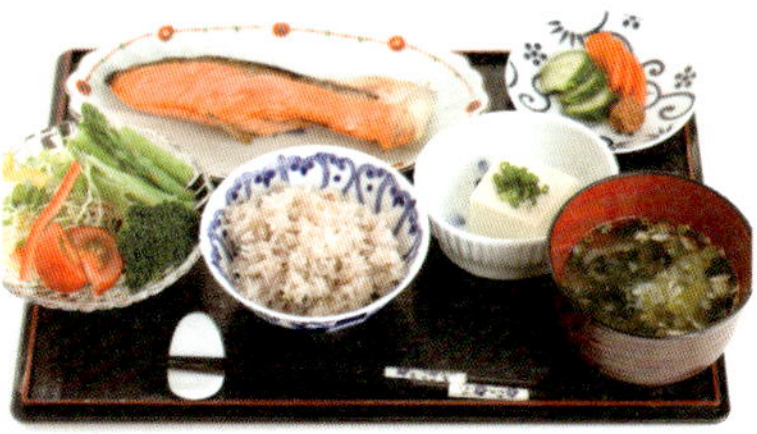

PART 3-7

きなこ・ごまで内臓を元気に

内臓に適した食材で修復をサポート

肝臓と腎臓は、どちらも体内にとり込まれた毒素を無害なものに分解し、排泄する器官です。

とりわけ肝臓は、栄養素の合成や分解、アルコールや薬などの有害物質の無害化など、多くの処理を行っており、その際に使う多くの酵素をたんぱく質からつくっています。きなこには、良質なアミノ酸やたんぱく質が含まれており、肝臓の修復をサポートします。

腎臓は、老廃物や余分な塩分といった不要なものをろ過します。腎臓が弱るとだるさを感じたり、全身がむくんだりします。トイレが近くなる、貧血や立ちくらみをするようになるという症状も、腎臓が弱っているサインです。

このような症状が出ているときに、動物性たんぱく質や塩分、カリウム、リンなどを過剰にとると負担になります。負担になりにくい植物性や魚介類のたんぱく質をとりましょう。

また、腎機能をサポートするには血流をよくすることも大切です。ごまは腎臓の機能回復を助けるだけでなく、血流の流れをよくして、老廃物の排出も助けるため、おすすめの食品です。

POINT

肝臓をサポートするには大豆製品か鶏ささみなどの良質なたんぱく質やアミノ酸を、腎臓をサポートするにはごまやくるみを摂取するように心がけましょう。

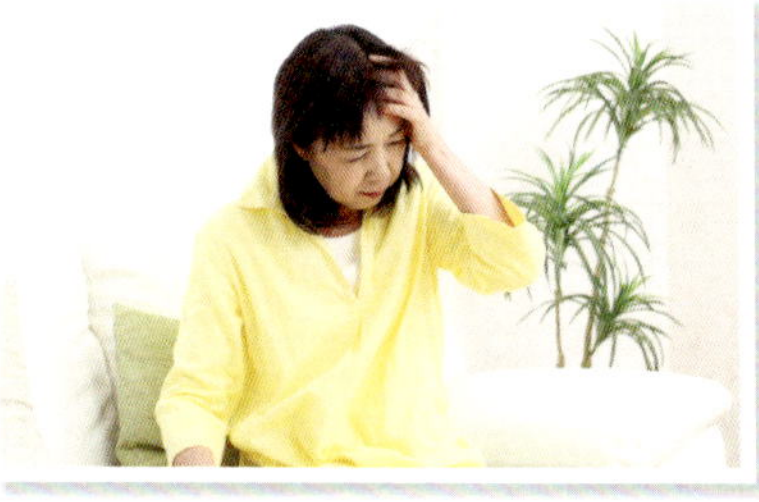

肝臓・腎臓の機能を支える食品

それぞれの器官に合った食品をとるようにしましょう。

肝臓にはきなこ

良質なアミノ酸やたんぱく質が肝臓の修復をサポートします。

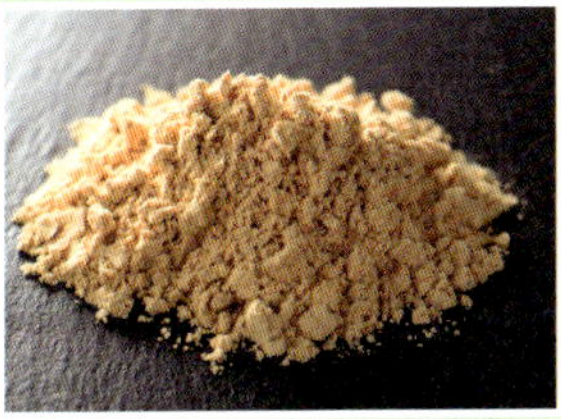
きなこ

その他のおすすめ商品

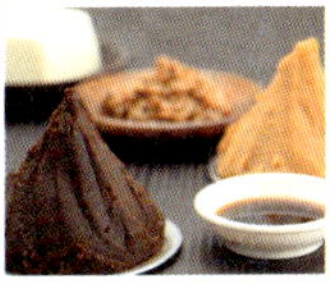
大豆製品

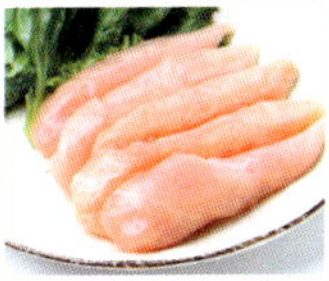
鶏のささみ

腎臓にはごま

血流をよくして、老廃物の排出を促進し、
腎臓の機能回復を助けます。

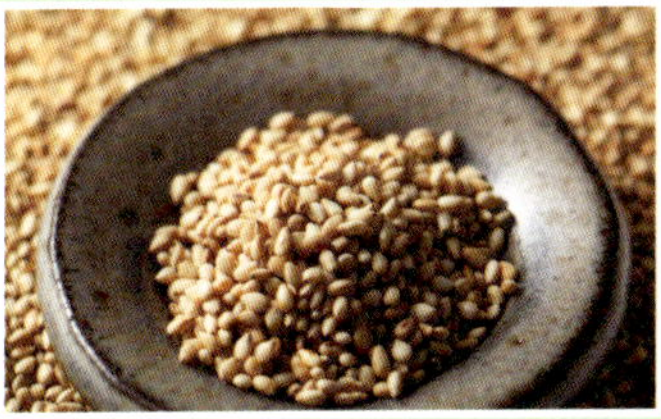
ごま

その他のおすすめ商品

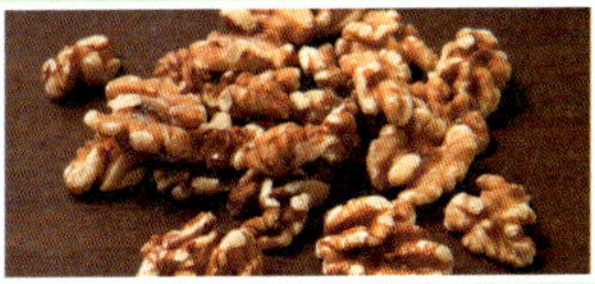
くるみ

PART 3-8

ねばねば発酵食品で免疫力を上げる

発酵食品で腸内の善玉菌を増やす

発酵食品として挙げられるものには、味噌、醤油、酢、酒、漬物、ヨーグルト、チーズ、納豆などがあります。いずれも人に役立つ細菌や酵母などの働きを利用してつくられた健康食品で、次のような効果が見られます。

●アンチエイジング効果

抗酸化物質が含まれ、体内での酸化を抑制して老化を防止し、肌や腸内の状態を良好に保ちます。

●免疫力を高める

免疫力を高める微生物が含まれ、海外でも、がんや慢性疲労症候群、ヘルペスなどの治療食に用いられています。

●便秘下痢を防ぐ

腸の環境を整え、悪玉菌などの増殖を防ぎ、便秘や下痢の予防に効果的です。

特に日本では発酵食品の種類が豊富で、味噌・醤油・みりんなどの調味料はすべて発酵食品です。

また、苦手な人も多い納豆はビタミンKやたんぱく質が豊富で、ナットウキナーゼという血栓を溶かす酵素を含む健康効果の高い食品です。納豆には各種ビタミンや善玉菌の好物である食物繊維が豊富に含まれているため、できれば毎日でも食べたい食品です。

POINT

味噌やヨーグルト、納豆などには免疫力を高める微生物や抗酸化物質が含まれ、体内での酸化を抑制するアンチエイジング効果が期待できます。

話題の雑穀食もおすすめ

白米に不足しがちなビタミン、ミネラル、食物繊維、ポリフェノールを豊富に含みます。肌の老化を防ぎ、腸内環境を改善する働きがあります。

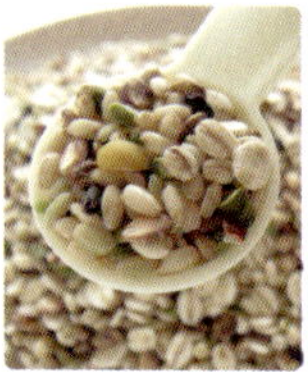

発酵食品は人類の知恵

「発酵」ってなに？

「発酵とは、微生物の働きによって物質が変化し、人間にとって有益に作用すること」（日本発酵文化協会より）。冷蔵庫がない昔から、保存や風味をよくするために活用されてきました。人類の知恵ですね。

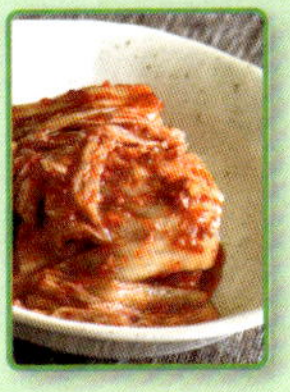

日本は発酵食品天国

発酵食品は世界中にありますが、日本は発酵食品の種類がとても豊富。和食の多くは味噌・醤油・酒・かつお節のだしなどを使用しますが、これらすべてが発酵食品です。

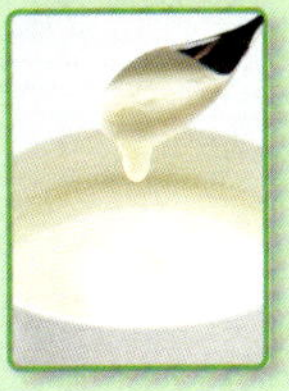

納豆・味噌は女性の味方？

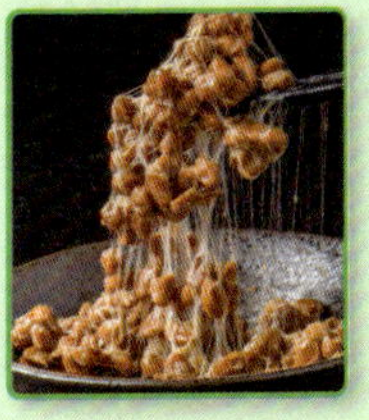

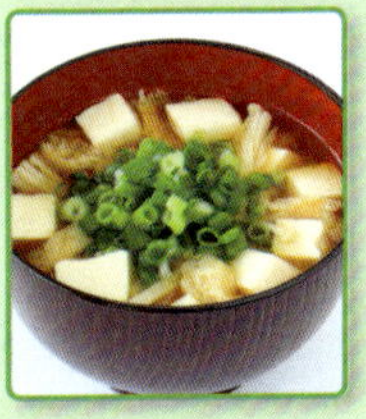

発酵食品のうち、納豆などねばねば食品や味噌の原料となる大豆は、健康成分が豊富です。

特に女性にとっての朗報は、更年期障害を軽減して肌や血管の老化を防ぐ大豆イソフラボン、メタボの原因となる内臓脂肪の蓄積を防ぐ大豆たんぱくが多く含まれていることです。

また、大豆には記憶力や学習能力の向上を促し、脳を若々しく保つ大豆レシチンが豊富です。これは不飽和脂肪酸で、脳の伝達神経細胞に働きかけて機能を正常に保つ作用をしています。

このように体にいい大豆ですが、消化・吸収しにくいのが難点。しかし納豆・味噌などの発酵食品にすると、消化・吸収率がグンと高まります。

PART 3-9

食物繊維をとって腸内環境を整える

食物繊維の多い食品を最初に食べよう

食物繊維は、体内の老廃物や有害物質を排出する働きがあり、腸内環境を整えることで、便秘を解消したり、肥満を予防する効果があります。さらに、コレステロール値を下げ、動脈硬化をはじめ脳出血や心臓病などの予防に役立っています。

特に注目されているのは水に溶けやすい水溶性食物繊維です。これは食後の急激な血糖値の上昇を防ぎ、糖尿病の発症を予防するといわれています。糖化を抑える働きがあるのです。

この働きを考えると、食物繊維は食事の最初にとると効果的です。

●水溶性食物繊維を多く含む食品

干ししいたけ、アボカド、あしたば、かぼちゃ、大根、さつまいも、大和いも、そば、西洋なし、えのきたけ、昆布

また、食物繊維を摂取するなら「サラダを食べていれば大丈夫」と考えがちですが、ポテトサラダなどいも類が入ったものは、多糖類であるでんぷんを多く含んでいます。食事にサラダをとり入れるのであれば、葉物野菜がメインのものか、海藻サラダを選ぶように心がけましょう。

POINT

腸内環境を整え、便秘を解消し、肥満を予防する食物繊維は野菜に多く含まれています。特に干ししいたけやアボカドをとりましょう。

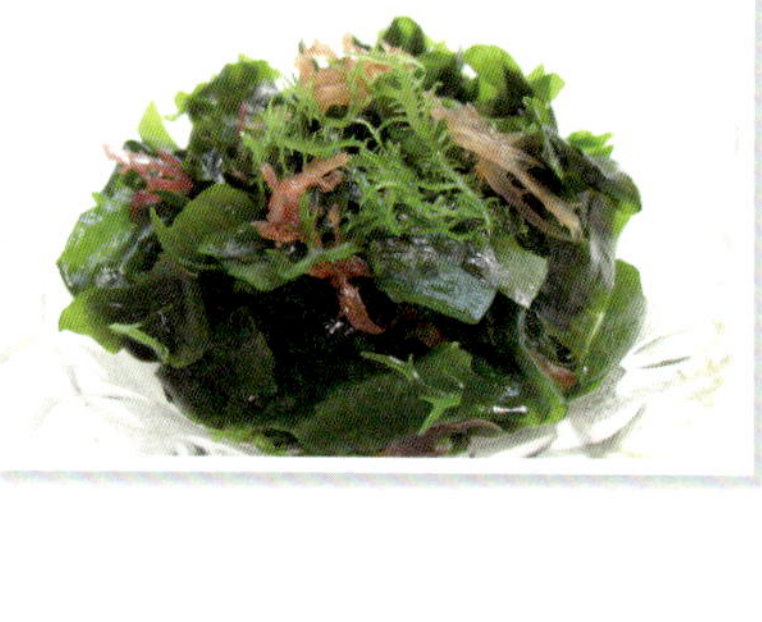

覚えておきたい
食物繊維の多い食べ物

干ししいたけ

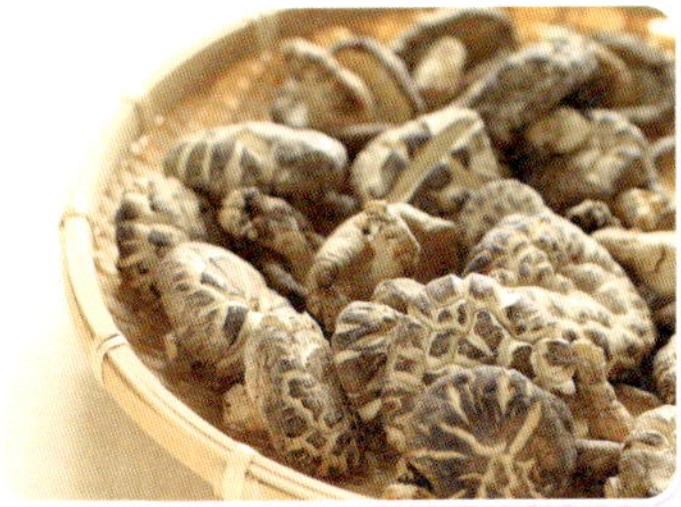

食物繊維22.5g
（300gあたり）

アボカド

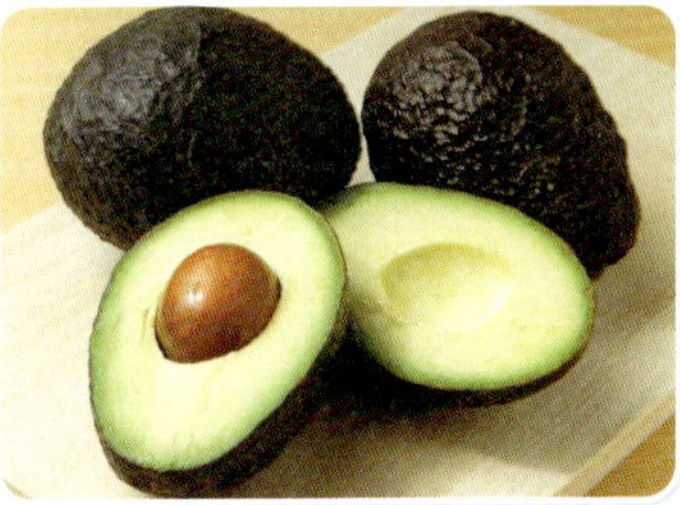

食物繊維15.9g
（300gあたり）

そば

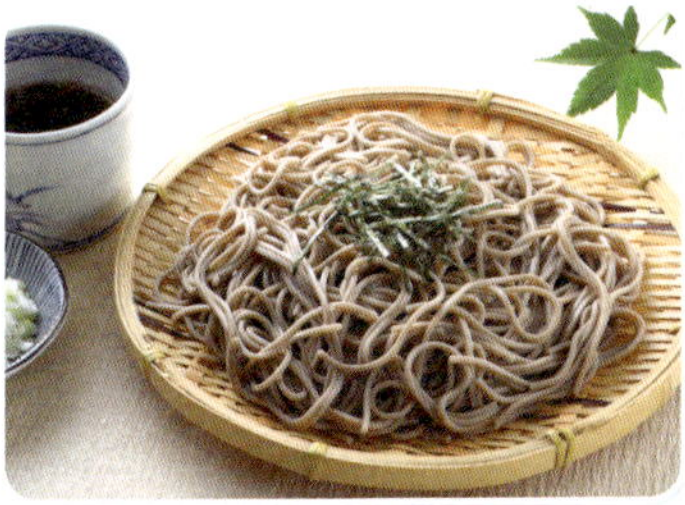

食物繊維6.0g
（300gあたり）

西洋なし

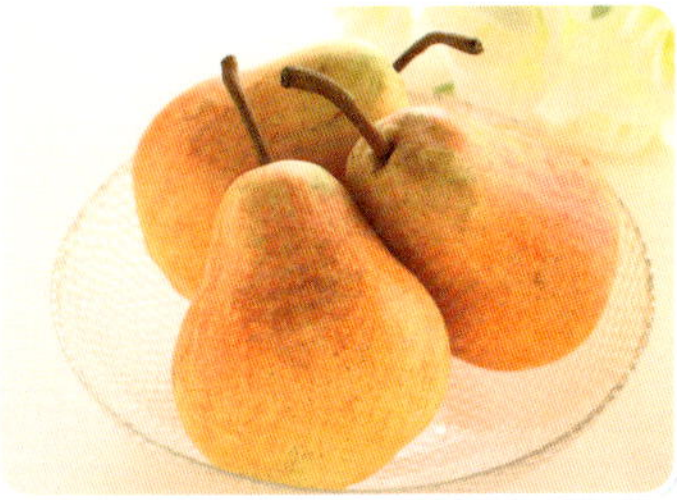

食物繊維5.7g
（300gあたり）

出典：文部科学省「日本食品標準成分表 2015 年版（七訂）」より

PART 4

老けない食材の選び方

老けない体になるためには「健康的」に
歳を重ねていくことが重要です。
食品添加物を控え、野菜や果物のフィトケミカルを
摂取するなど、ヘルシーに歳をとるための食材を選んで、
アンチエイジングに磨きをかけていきましょう。

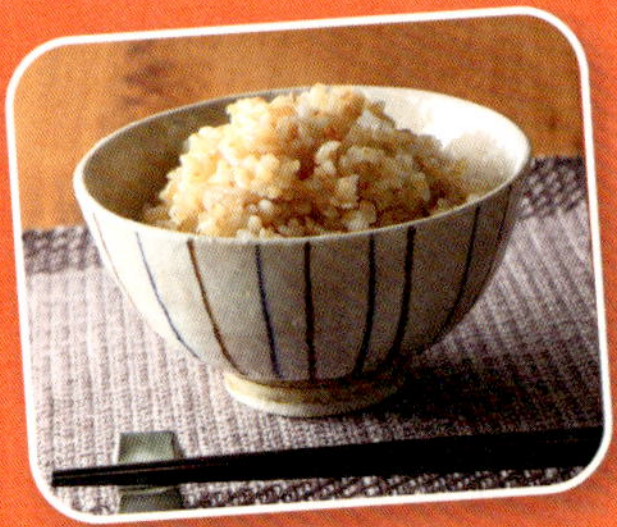

CONTENTS

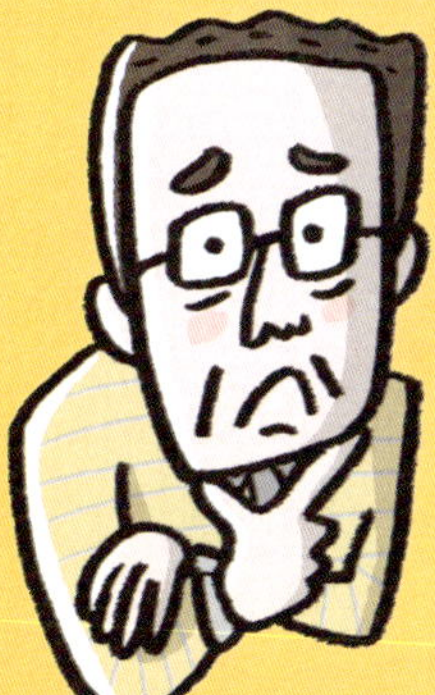

主食はパンよりごはん、白米より玄米を

体の土台の骨を若返らせる玄米

ブドウ糖に代わってエネルギー源となるケトン体食の基本は、主食の炭水化物を置き替えることからスタートします。

普段の食事から、なるべくパンやめんを避けて、ごはんを食べることをおすすめします。それも精製した白米ではなく、未精製の玄米を食べるように心がけましょう。

なぜなら玄米は白米に比べて、多くのビタミンやミネラルを含んでいるからです。白米に比べて2倍以上多いビタミンB群は、エネルギー代謝を支えて、新陳代謝を促し、皮膚・粘膜・骨を丈夫にして成長を促します。また鉄、マンガン、カリウム、亜鉛などのミネラル類は骨や歯のほかに酵素の構成成分になります。

特にマグネシウムが不足すると骨粗しょう症や心筋梗塞、高血圧などのリスクが高まるので、玄米から過不足なく摂取することが大切です。

マグネシウムは玄米のほかにもアーモンド、大豆、わかめ、ほうれん草といった食材から摂取してもいいでしょう。アーモンドにはマグネシウムだけでなく、ほかに亜鉛やビタミンE、食物繊維も豊富に含まれています。

POINT

白米に比べて2倍以上多いビタミンB群を含むなど、多くのビタミン、ミネラルを含む玄米を食べることで体の土台を若返らせましょう。

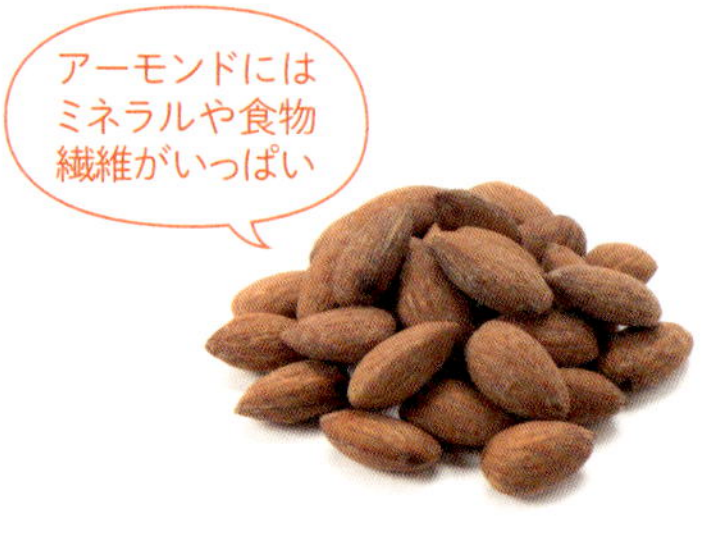
アーモンドにはミネラルや食物繊維がいっぱい

主食は玄米がおすすめ
骨も血管も強くする

マグネシウム
白米 7mg
玄米 49mg

ビタミンB群
白米 0.25mg
玄米 3.29mg

マンガン
白米 0.26mg
玄米 0.77mg

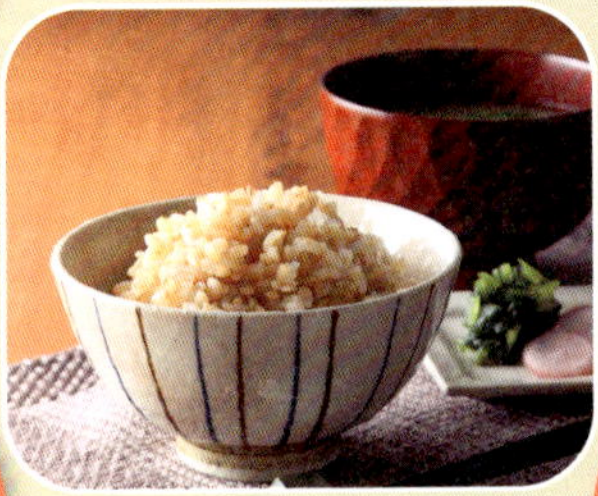

カリウム
白米 29mg
玄米 95mg

鉄
白米 0.1mg
玄米 0.6mg

亜鉛
白米 0.6mg
玄米 0.8mg

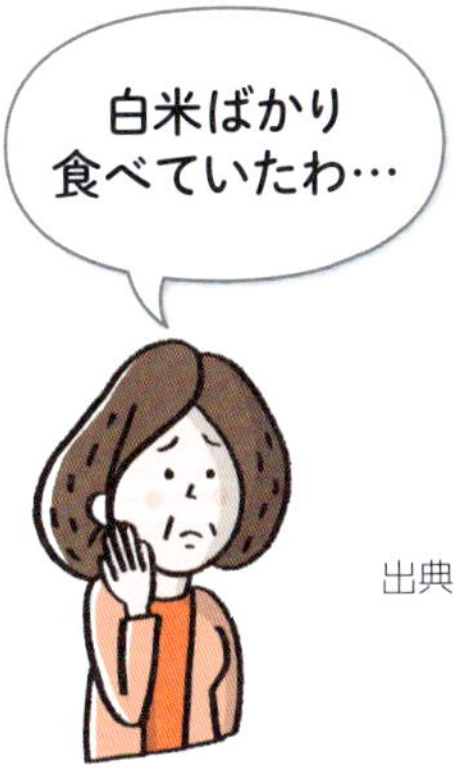

※可食部 100g あたりの数値
出典：文部科学省「日本食品標準成分表 2015 年版（七訂）」より

PART 4-2

健康のカギを握るのは冷やごはん

カロリーを減らし代謝も改善できる

ごはん、めん類などの糖質食品に含まれているでんぷんは、冷やすと「レジスタントスターチ（難消化性でんぷん）」という消化されにくいでんぷんに変化します。

このレジスタントスターチは、消化されない（レジスタント）でんぷん（スターチ）という意味で、食物繊維と同じような働きをするとされています。一度冷やせば常温でもしばらく大丈夫です。

胃や小腸では消化吸収されないためカロリーを約50％カットすることができ、急激な血糖値の上昇を抑えます。また、大腸に届くと、血中コレステロールの上昇を抑えて脂質の代謝を改善します。さらに善玉菌のエサになって腸内環境を整え、便秘の改善にもつながります。さらに胃や小腸で吸収されにくく、長く体内にとどまり空腹感を抑制します。腸内環境は美肌と密接な関係を持つため、これが整えば美肌などのアンチエイジング効果も期待できます。

ごはんと同様に、玄米や雑穀米を、おにぎりやお寿司にして食べてもいいでしょう。そばなどのめん類も冷たいものを選ぶようにすると、血糖値の上昇を抑えることができます。

POINT

ごはん、めん類などは冷やすとレジスタントスターチというでんぷんに変化。4～5℃でもっとも増え、食物繊維と同じような働きをします。なるべく冷やごはんを食べましょう。

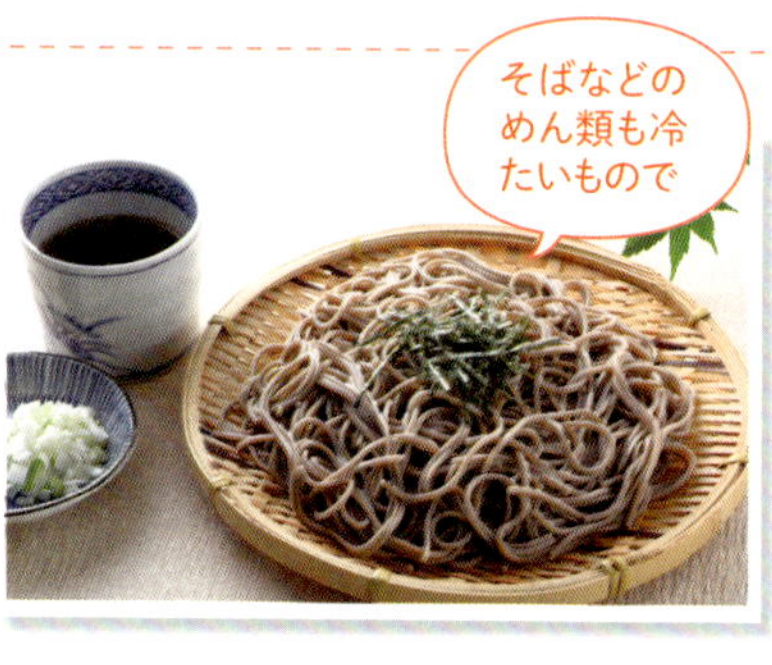

冷やごはんは食物繊維と同じ?

冷やごはんに含まれるレジスタントスターチは
食物繊維と似た働きをします。

血糖値コントロール

冷やごはんは胃や小腸で消化・吸収されにくいため、急激な血糖値上昇を抑えます。

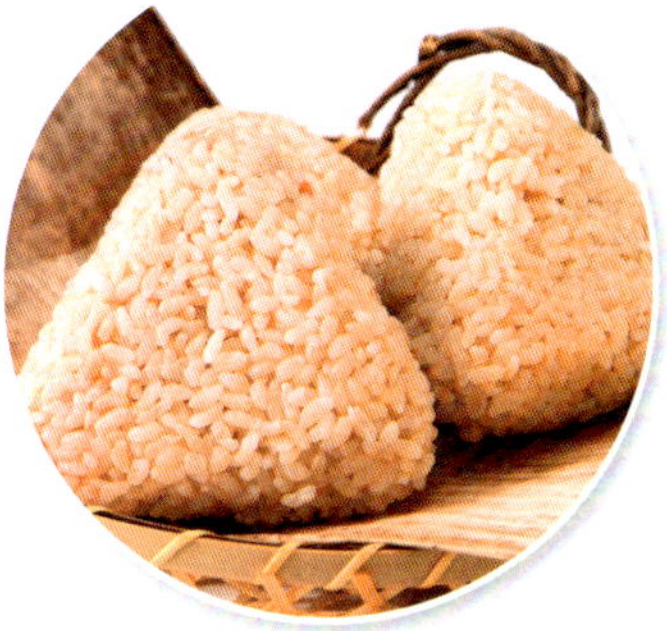

便秘改善

冷やごはんは食物繊維と同じ働きをするので便秘の改善につながります。

腸内洗浄

善玉菌が活発になり、腸内がきれいになります。

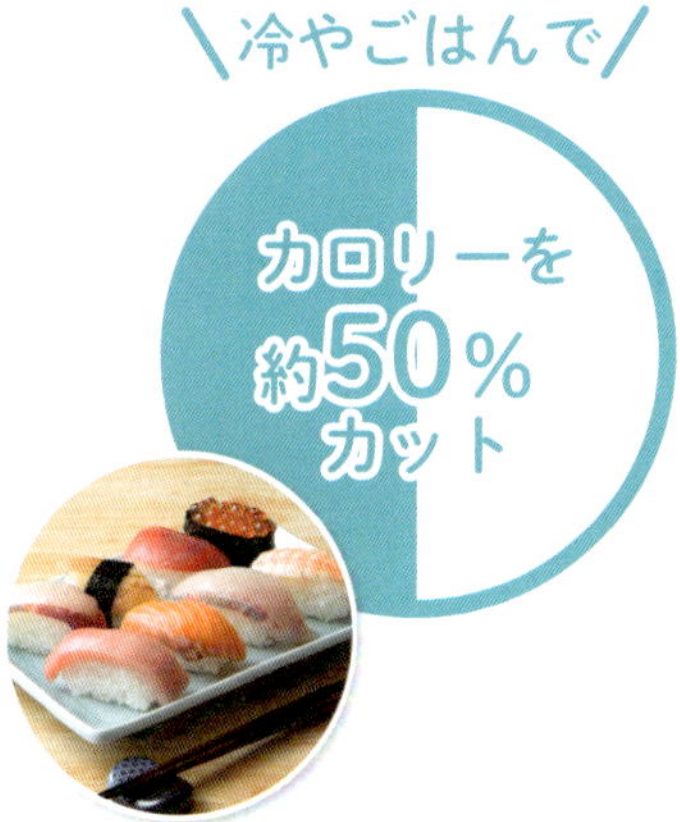

空腹感抑制

胃や小腸で吸収されにくいので、長く体内にとどまり、少ない量でも満腹感を感じます。

カロリー制限

温かいごはんよりカロリーを約50%カットできます。

PART 4-3

食卓を野菜で彩り栄養のバランスをとる

シミやシワは野菜で予防できる

老化の最大の原因は、細胞の酸化です。活性酸素によって細胞が傷つけられると、皮膚にはシミやシワ、たるみができやすくなり、動脈硬化やがん、糖尿病などの病気の引き金となってしまいます。

酸化に歯止めをかけるのは、野菜に含まれるフィトケミカル（植物性化学物質）です。トマトのリコピンやブロッコリーのスルフォラファン、ニンジンに含まれるカロテンなどの栄養素も、活性酸素に対抗する抗酸化物質です。フィトケミカルは体にとってよい作用をするため、健康を維持するためにはぜひ摂取したい重要な成分です。

抗酸化力の高い食品をそろえるときに役立つのが、レインボーフーズという考え方です。大根は白、トマトは赤、ほうれん草は緑、ナスは紫など、野菜や果物、きのこ、穀類、豆類、種、海藻といった食品を7色に分けて考えます。これらの食品を食卓にそろえ、バランスよく抗酸化物質をとることを目指します。

フィトケミカルはいろいろな種類を摂取すると、相互作用で効果が高まるともいわれ、たくさんの色の食材を食べるほど、効果がアップします。

POINT

体の酸化をストップするのは野菜などに含まれるフィトケミカル。野菜や果物などを7色のレインボーフーズに分けて、バランスよく食べるようにしましょう。

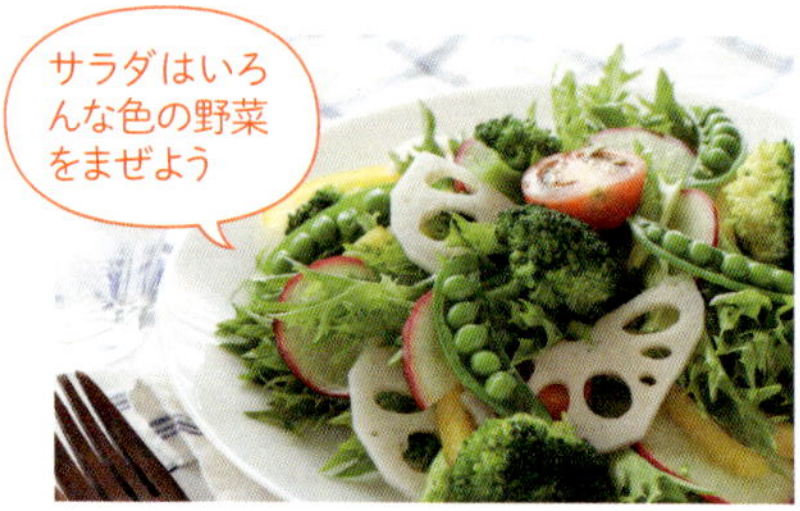

若さのカギはやっぱり野菜

レインボーフーズを食卓にとり入れることで
体の老化を防ぐことができます。

白

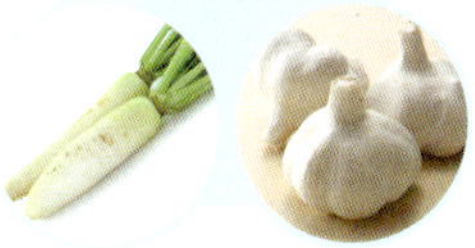

抗酸化作用でがんを防ぎます。

赤

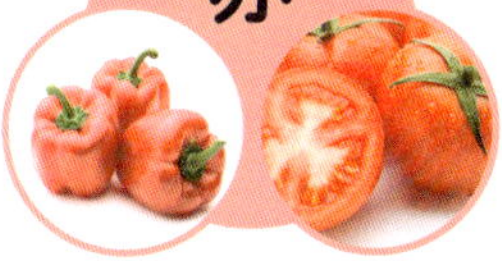

血行をよくして、体を元気にします。

黄

神経や脳に活力を与えます。

緑

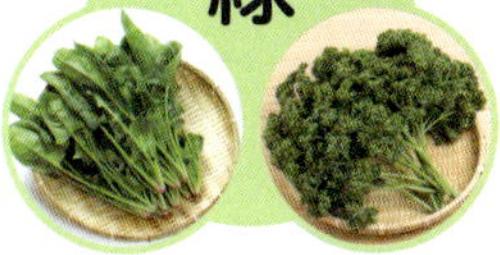

コレステロールを調整します。

紫

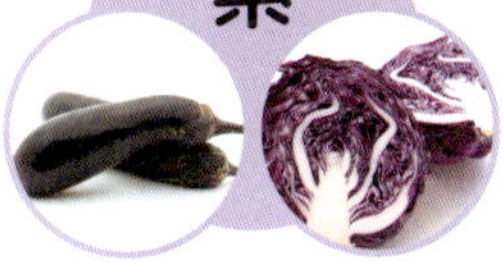

加齢による視力低下を抑えます。

橙

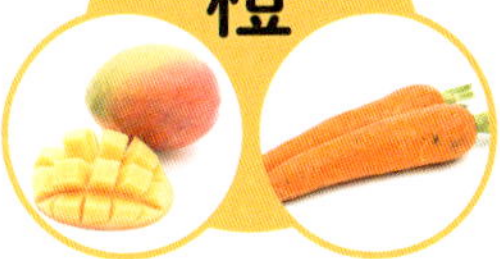

さまざまな老化現象を防ぎます。

黒

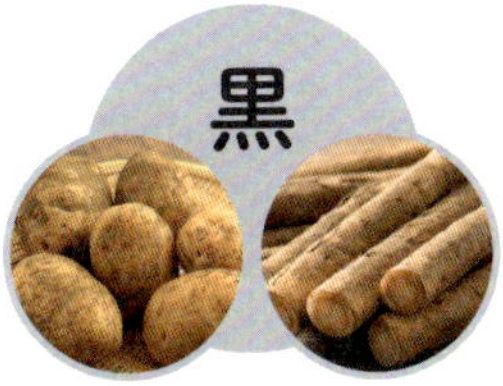

血糖値、血圧を調整します。

**毎日の食事に
7色の野菜を
とり入れましょう**

PART 4-4

乳製品を毎日積極的にとろう

ヨーグルト・チーズのうれしい効果

牛乳は非常に栄養バランスの優れた食品です。注目すべきは豆乳の10倍も含まれているカルシウム。健康維持のために必須の栄養素であるカルシウムは、ダイエットにも役立つことがわかっています。肝臓から分泌される胆汁は、食品に含まれている脂肪を吸収するために働きますが、カルシウムには胆汁に含まれている胆汁酸と結合し、脂肪の吸収を防ぐ効果があるのです。

　牛乳は積極的にとりたい食品のひとつですが、なかには牛乳を上手に消化吸収できない人もいます。その原因となる成分は乳糖です。ヨーグルトやチーズなどの発酵食品は乳糖を減らすので、牛乳が苦手な人もお腹をこわす可能性が低くなるといえるでしょう。

　ヨーグルトは、牛乳に乳酸菌や酵母をまぜて発酵させたものです。生成されたビフィズス菌は善玉菌の代表格で、腸内環境を整える働きをしてくれます。

　チーズは牛乳を乳酸菌やカビで発酵させたたんぱく質や、ビタミンB群の豊富な食品で、糖質はほとんど含んでいません。糖質制限食の強い味方です。乳製品を上手に食生活にとり入れましょう。

POINT

栄養バランス豊富な牛乳ですが、苦手な人は乳酸菌を含むヨーグルトやチーズを食べましょう。チーズは糖質が少なく糖質制限食にも向いています。

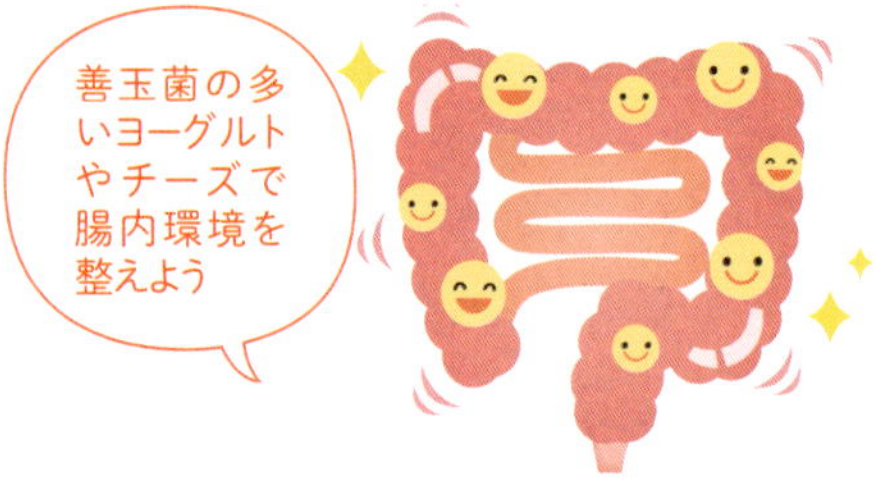
善玉菌の多いヨーグルトやチーズで腸内環境を整えよう

乳製品を食べて若々しい肌に

**乳酸菌を豊富に含む食品は、
老化防止にいい効果があります。**

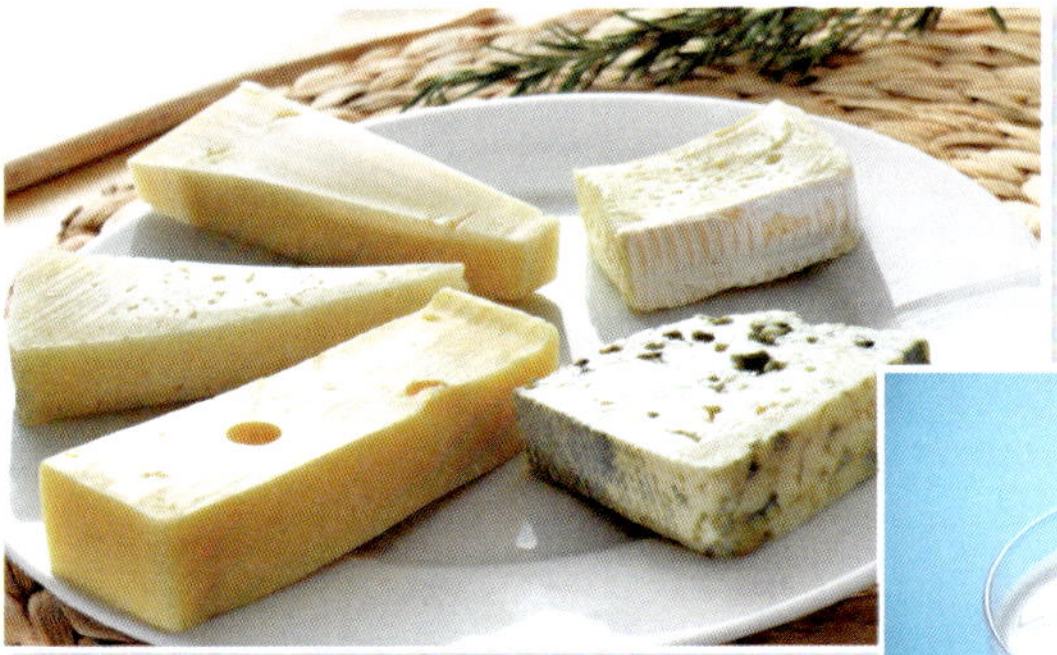

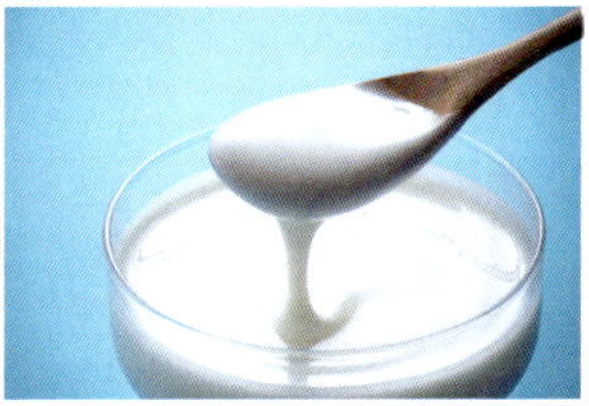

美肌効果

肌にいいビタミンや栄養素が詰まっています。

腸内環境の改善

乳酸菌が豊富に含まれているので、
お腹の調子を整えてくれます。

**チーズや
ヨーグルトで
健康促進**

ダイエット効果

内臓脂肪を減少させる効果もあります。

悪酔いを防ぐ

チーズの場合、乳酸菌や酵素が胃の粘膜を保護して、
アルコールの吸収を和らげます。

PART 4-5

マーガリンの トランス脂肪酸には要注意

重大疾患につながるトランス脂肪酸

最近、耳にする機会が増えているトランス脂肪酸は、植物油を固形化するために水素を加える過程で生まれます。

　トランス脂肪酸は、マーガリンやショートニング、それらを材料にしたパン、ケーキ、クッキー、ドーナツ、スナック菓子、クリーム、市販の揚げものなどに含まれています。トランス脂肪酸には非常に分解されにくい性質があります。そのため「食べるプラスチック」というおそろしい異名もあるほどで、腸に大きな負担がかかることが問題視されています。

　トランス脂肪酸をとりすぎると、悪玉コレステロールが増え、善玉コレステロールが減るので、動脈硬化が促されて心筋梗塞や狭心症などの冠動脈疾患のリスクが高まるとされています。そのためWHO（世界保健機関）は、トランス脂肪酸の摂取量を総エネルギー摂取量の1％未満に抑えるように勧めています。

　アメリカやカナダ、デンマークなどの諸外国では、トランス脂肪酸の規制や表示義務など、さまざまな対策を行っています。しかし、日本ではまだ規制がなく、自身の判断で対応するしかない状況となっています。

POINT

アメリカ、カナダなどの諸外国ではマーガリンなどに含まれる**トランス脂肪酸に対して、危機感が高まり、規制措置などの対応**がとられはじめています。

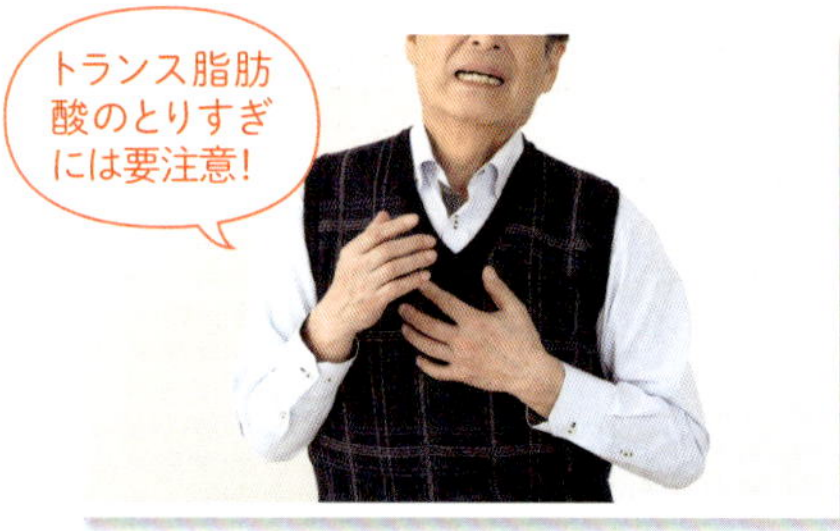

身近なトランス脂肪酸

危険なトランス脂肪酸を知らず知らずのうちに
摂取していることがあります。

トランス脂肪酸が多く含まれる食品

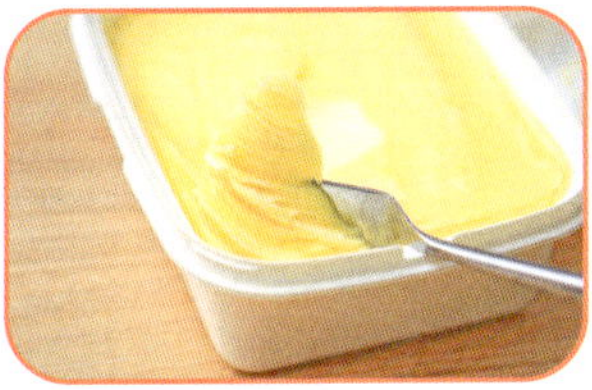

マーガリン 0.94〜13g

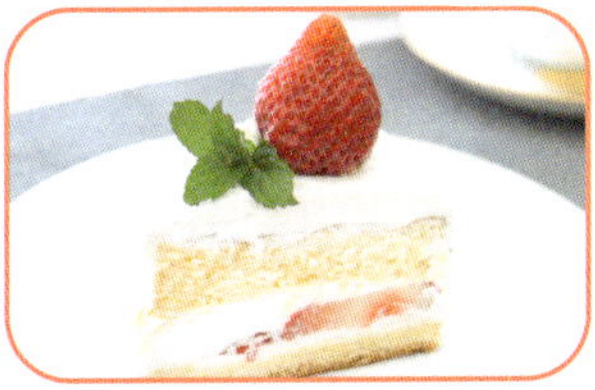

ショートケーキ 0.40〜1.3g

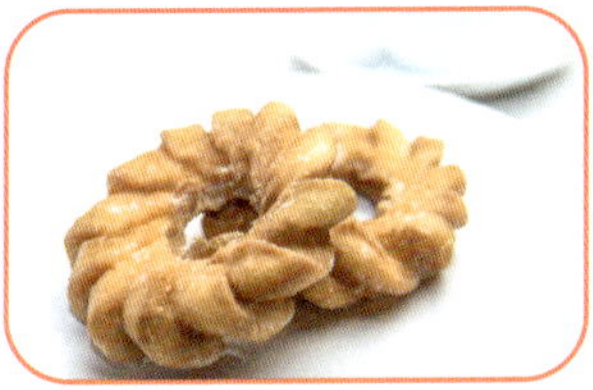

ドーナツ 0.27〜1.6g

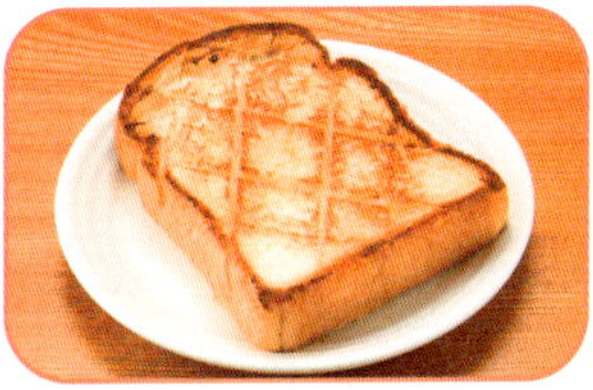

食パン 0.046〜0.27g

※すべて100gあたりの
トランス脂肪酸含有量

トランス脂肪酸を一定量以上摂取すると、
体に悪影響を及ぼす可能性があります。

- 心臓病のリスク
- 認知機能の低下
- アレルギー

PART 4-6

ハムやベーコンなど加工肉は健康に悪影響

食品添加物には発がんの可能性も

肉や魚、農作物の加工食品が数多く出回っていますが、ほとんどの加工食品には、食べ物を長持ちさせて風味を保つために、食品添加物が使われています。

保存料や着色料、甘味料に香料、さらに安定剤や酸化防止剤など、その種類は多岐にわたります。これらは厚生労働省により、危険性がないとされていますが、体にまったく影響がないわけではなく、**蓄積されることで腸内環境に少しずつ悪影響をおよぼしていく危険性があります。**たとえば保存料には細菌の繁殖を抑え、食品の腐敗を防ぐ役割がありますが、腸内の善玉菌にまで影響をおよぼしてしまいダメージを与える可能性があります。

食品添加物で特に気をつけたいのは、マーガリンなどの加工油脂に含まれているトランス脂肪酸です。またハムやベーコン、ソーセージ、タラコなどを加工する際に使われる発色剤の亜硝酸塩は、食肉や魚卵に含まれるアミンと胃の中で結合し、発がん性物質のニトロソアミンに変化します。

加工食品はできるだけ口にしないようにして、体を老化させる食品添加物の量を減らしましょう。

POINT

食品添加物の**保存料は腸内の善玉菌を攻撃**し、ハムやベーコンなどを加工する際の発色剤の**亜硝酸塩は、発がん性物質に変化する可能性**があります。

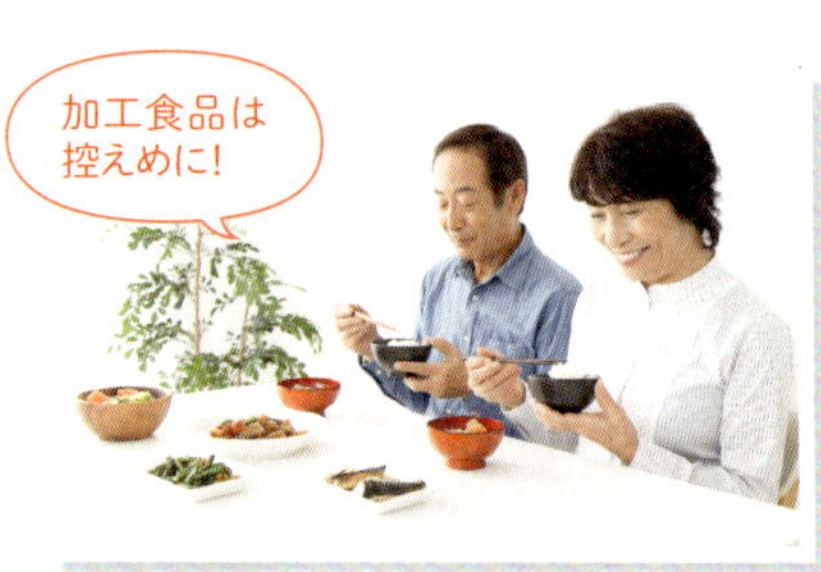

加工肉に含まれる亜硝酸塩で心臓疾患の危険増大

**加工食品に含まれる食品添加物には、
健康に悪影響をおよぼすものもあります。**

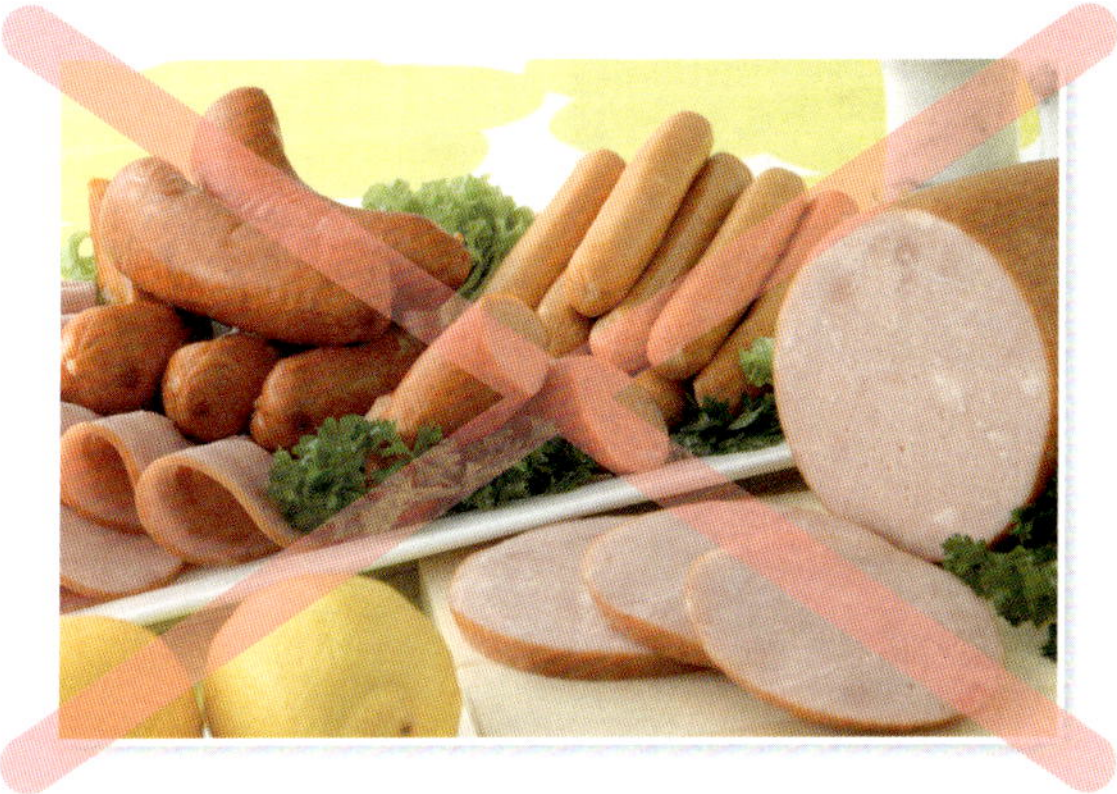

ハムやベーコンといった加工肉には添加物が多く含まれています。特に肉の黒ずみを防ぐ亜硝酸塩は発がん性物質に変わる危険性もあります。

こんな食品に
亜硝酸塩が含まれていることも

明太子

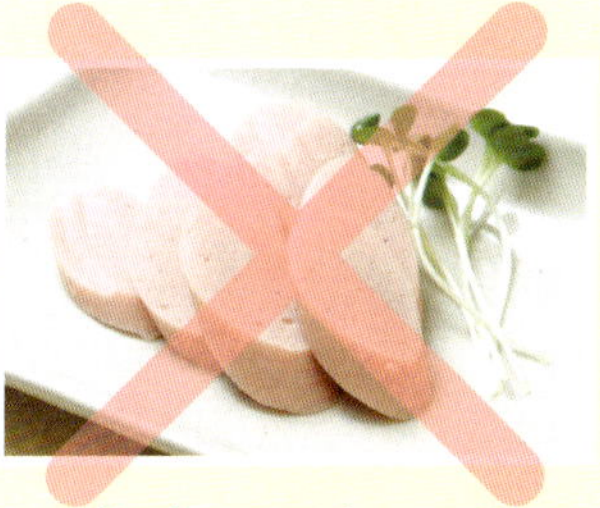

魚肉ソーセージ

PART

5

老けないための食材調理法

体にいい調味料や調理法を知っておくことで、
今後の人生が大きく変わっていきます。
老けない体で健康に長生きするためにも、
油の選び方や野菜や卵の調理法などを知っておきましょう。

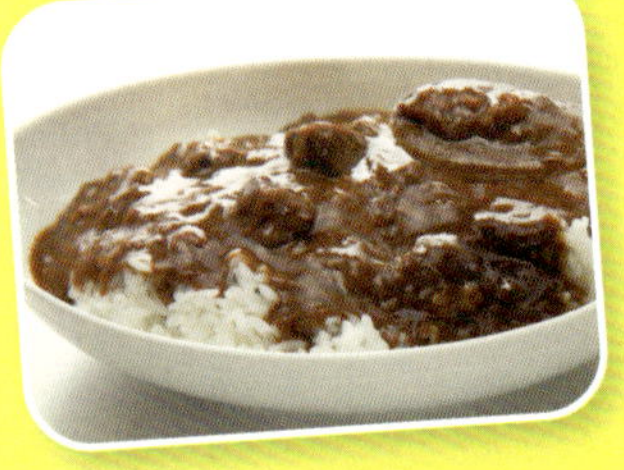

CONTENTS

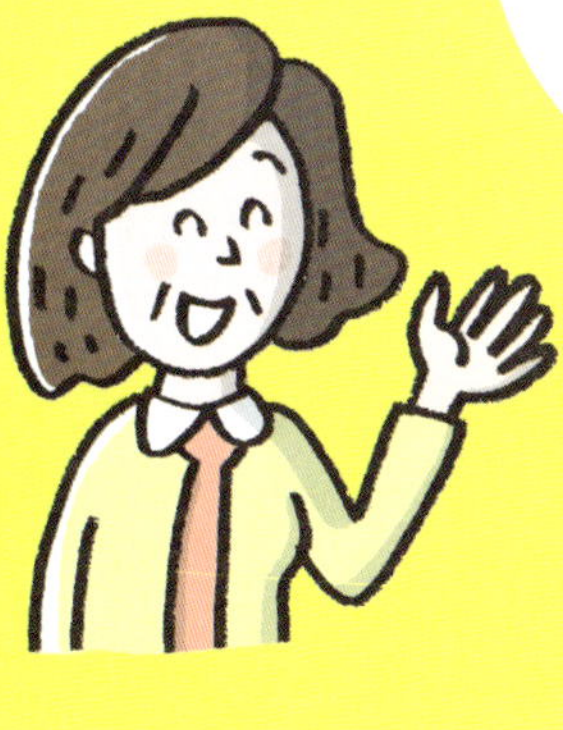

PART 5-1

体にいい油を選んで食生活を見直す

体にいいのはオメガ3とオメガ9

油で知っておきたいのが脂質です。脂質の性格を決める脂肪酸は、飽和脂肪酸と不飽和脂肪酸に大別されます。

飽和脂肪酸は、おもに肉類や乳製品に含まれますが、とりすぎると中性脂肪やコレステロールを増やします。不飽和脂肪酸には、オメガ3脂肪酸、オメガ6脂肪酸、オメガ9脂肪酸などの種類があります。

このうち積極的にとりたいのは、**動脈硬化を予防し、脳や神経の働きを助ける、オメガ3脂肪酸です。**

主にα-リノレン酸、EPA、DHAなどが、亜麻仁油やシソ油、えごま油、魚油、くるみなどに多く含まれます。

オメガ3脂肪酸は酸化しやすい性質をもっているため、火にかけて調理すると効能がなくなります。サラダにかけるなどして、熱を加えずに摂取しましょう。

オメガ6脂肪酸は、植物油に含まれているリノール酸で、とりすぎると肥満やアレルギー症状の悪化を招くことがあります。

オメガ9脂肪酸はオリーブオイルに含まれるオレイン酸などで、コレステロール値を改善する働きがあります。体にいい油を使いましょう。

POINT

油はなるべくオメガ3脂肪酸を含む亜麻仁油やシソ油、えごま油、魚油、オメガ9脂肪酸を含むオリーブオイルなどを使いましょう。

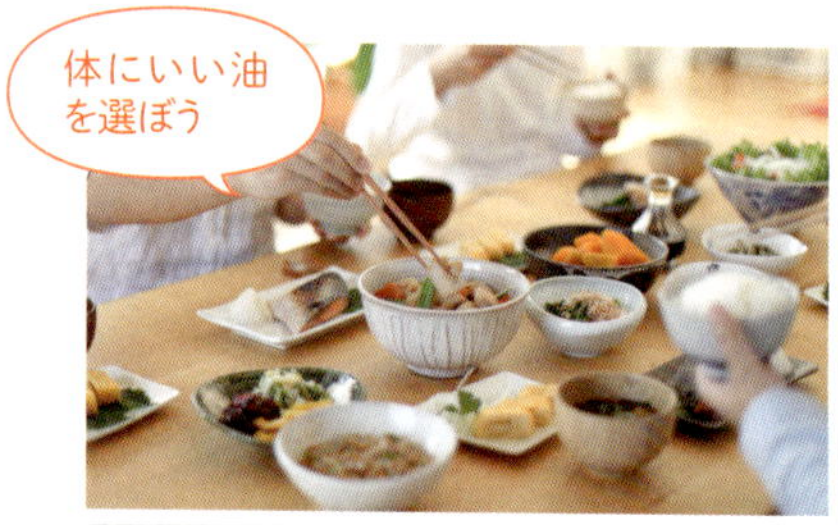

脳にいいオメガ３系脂肪酸をとれる油の種類

脳にいい油を知り、毎日の食事に積極的にとり入れましょう。

どんどんとりたい不飽和脂肪酸オメガ3

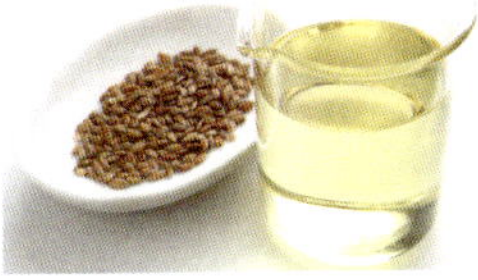

亜麻仁油

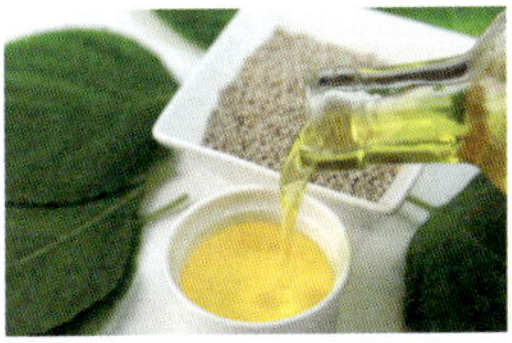

えごま油

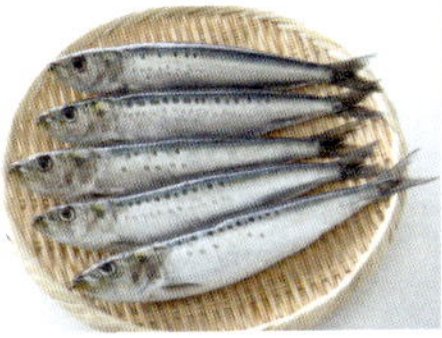

いわしなどの小型の青魚

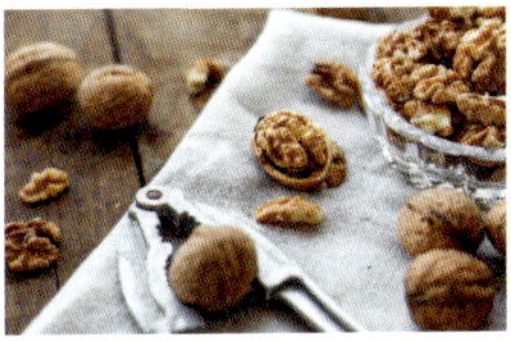

くるみ

オメガ3は非加熱でとろう

脳や血管、細胞にとって重要な栄養素であるオメガ3は、酸化しやすいという特徴があります。必ず非加熱で摂取し、開封後は冷蔵庫などで保存しましょう。

不飽和脂肪酸オメガ6はほどほどに

オメガ6をとりすぎると肥満やアレルギー症状悪化のリスクが…

- アレルギーの促進
- 炎症促進
- 血栓促進
- 血液を固める

PART 5-2

ココナッツオイルは万能調味料

ケトン体をつくる中鎖脂肪酸が豊富

ココナッツオイルには中鎖脂肪酸がたっぷり含まれています。中鎖脂肪酸は肝臓で分解されてケトン体という物質になり、ブドウ糖に代わって脳など神経細胞のエネルギーになることがはっきりしています。

また、中鎖脂肪酸は体内で中性脂肪になりにくいため、動脈硬化症や脂質異常症などの生活習慣病を回避する働きもあります。

ただし、1gあたりのエネルギー量が多いのでとりすぎには注意し、1日大さじ2杯を限度としましょう。

ココナッツオイルに多く含まれる中鎖脂肪酸が分解されてできるケトン体は、ブドウ糖に代わって、脳にエネルギーを補給することができます。その結果、アルツハイマー型認知症の進行を抑えて改善する効果があるのではないかと期待されています。

ココナッツオイルは、料理や飲み物にそのままかけるだけで十分です。レトルトカレーなどにかけるだけで、一風変わったテイストの料理に早変わりします。また、酸化しにくい性質があるので、加熱料理にも向いていて、揚げ物や炒め物にも使用できます。カレーやコーヒーに入れて、脳にいい油をとりましょう。

POINT

ココナッツオイルに多く含まれる中鎖脂肪酸が分解されてできるケトン体は、生活習慣病やアルツハイマー病の予防効果が期待されています。

ココナッツオイルの製法

ココナッツオイルの製法はオーガニック製法と化学製法の2種類があります。おすすめはいい成分を残し悪い成分をカットしたオーガニック製法のバージンココナッツオイルです。

ココナッツオイルを料理にとり入れよう

ココナッツオイルを料理に活用して老化を防ぎましょう。

もっとお手軽なココナッツオイル活用術

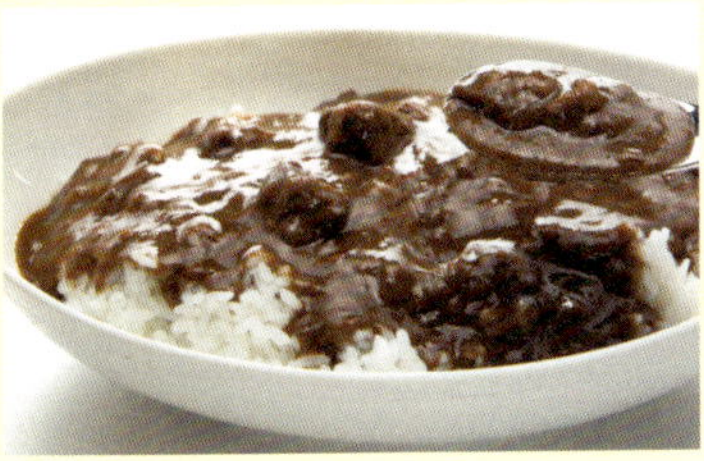

レトルトカレーに

ココナッツオイルを入れることでレトルトカレーが極上のタイカレーテイストに。

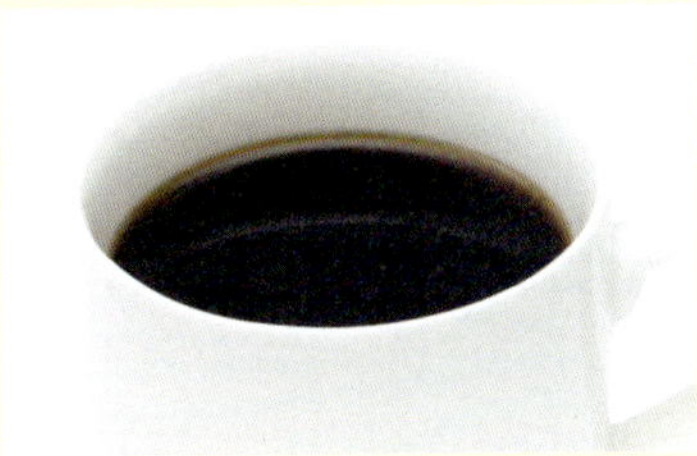

インスタントコーヒーに

コーヒーの苦みがマイルドになり、ココナッツオイルのフレーバーが広がります。

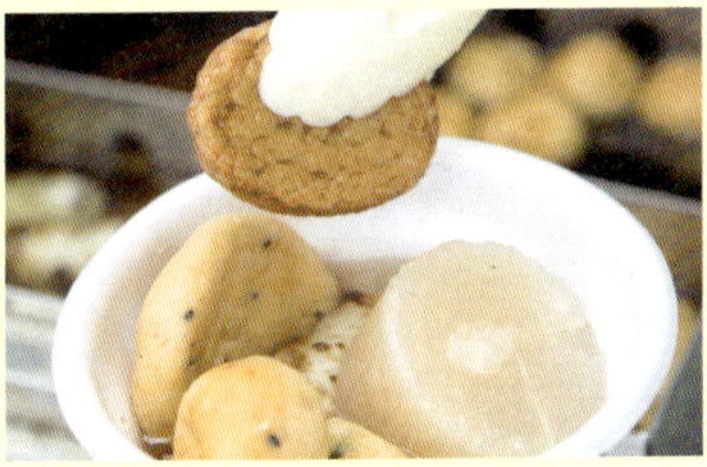

コンビニおでんに

和テイストにも不思議と合ってしまうのがココナッツオイルのすごいところ。

PART 5-3

生野菜でスムーズに体質を改善

フィトケミカルで抗酸化力・免疫力を

日常的に食べている野菜や果物には、1000種類以上のフィトケミカルが存在するとされ、それを摂取することで、植物がもつ抗酸化力や免疫力をとり入れることができます。加熱すると失われてしまうものもあるので、なるべく生野菜で食べましょう。

フィトケミカルの有名なものに、ポリフェノールとカロテノイドがあります。ポリフェノールは植物の色素の総称で、人間の体内では抗酸化物質として働くことがわかっています。代表的なものに、ブドウやブルーベリーに含まれているアントシアニン、茶葉のカテキン、大豆イソフラボン、ごまのセサミノールなどがあります。

カロテノイドは動植物に含まれている抗酸化物質です。代表的なものに、ニンジンやかぼちゃに含まれているβ-カロテン、トマトのリコピン、ほうれん草のルテインなどがあります。

ブロッコリースプラウトに含まれているスルフォラファンは、強い抗酸化作用が知られています。

さまざまな緑黄色野菜や果物からフィトケミカルをとり、抗酸化力と免疫力を高めましょう。

POINT

ポリフェノールやカロテノイドなど、野菜や果物に含まれる**抗酸化物質フィトケミカル**は、**なるべく加熱せずに生で**食べましょう。

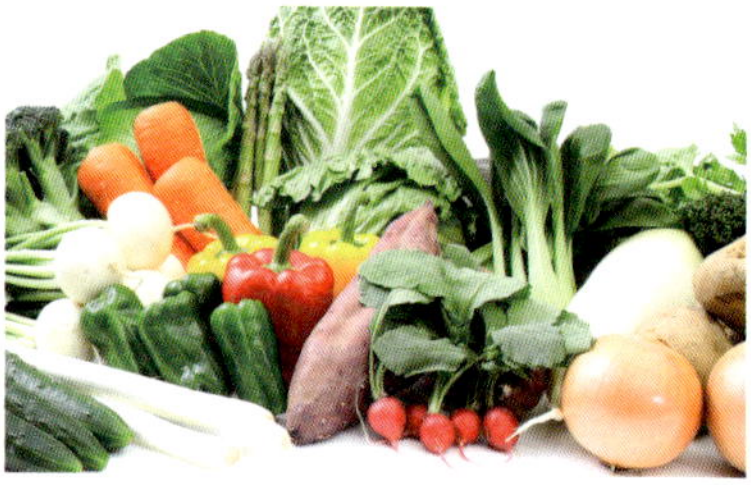

老化防止にいい野菜

**ビタミンやミネラル、酵素の力を
食事によってとり入れましょう。**

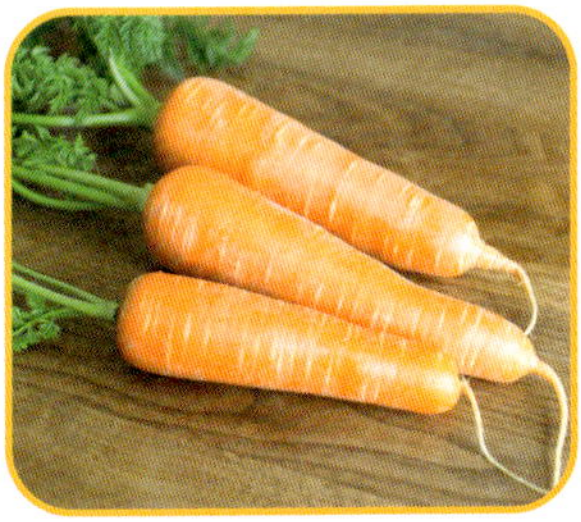

ニンジン

豊富なビタミンAとβ-カロテンが肌の新陳代謝を助けます。

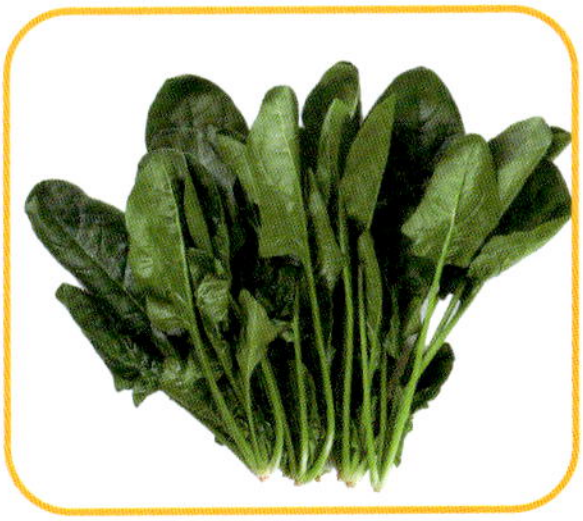

ほうれん草

ルテインが紫外線などの有害な光線を遮断して細胞の酸化を防ぎ、全身の老化を予防します。

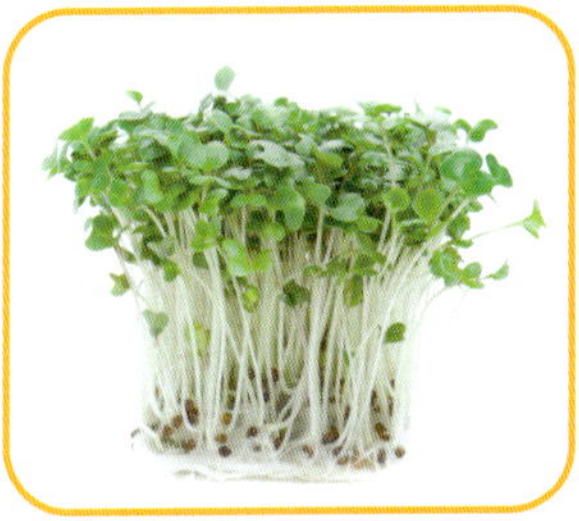

ブロッコリースプラウト

フィトケミカルのスルフォラファンがもつ解毒作用が、がんを予防したり肝機能を向上させます。

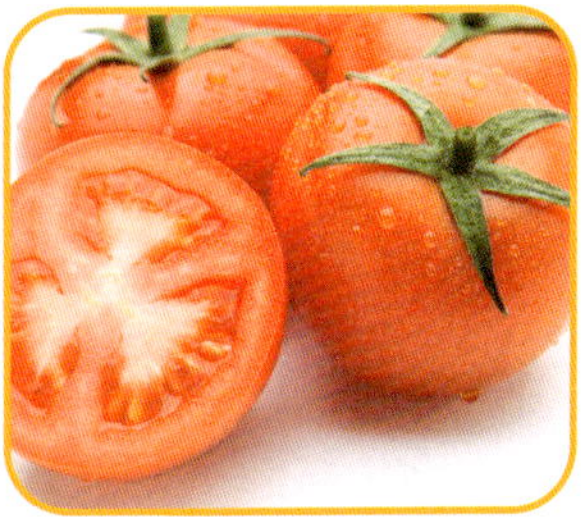

トマト

リコピンの高い抗酸化作用で、免疫力の低下や老化から体を守ります。

PART 5-4

卵は焼かずにゆでて食べる

主食の代わりにゆで卵を食べよう

卵は良質のたんぱく質を含み、ビタミンやミネラルも豊富な、完全栄養食品です。しかも、糖質はわずか0・2g。腹持ちもいいので、ごはんなどの主食の代用品や、小腹が空いたときの間食に、積極的に活用しましょう。

卵はさまざまな調理法がありますが、高温で調理すると、老化物質AGEsが増加するおそれがあります。おすすめなのが、ゆで卵。味をつけない状態なら、糖質量は0・2gのままです。

POINT

卵は1日1～2個を目安に、なるべくゆで卵で食べましょう。

高温調理は老けのもと

焦げ目がつけば、どんなに健康的な食品でも老化を促進する食べ物になります。

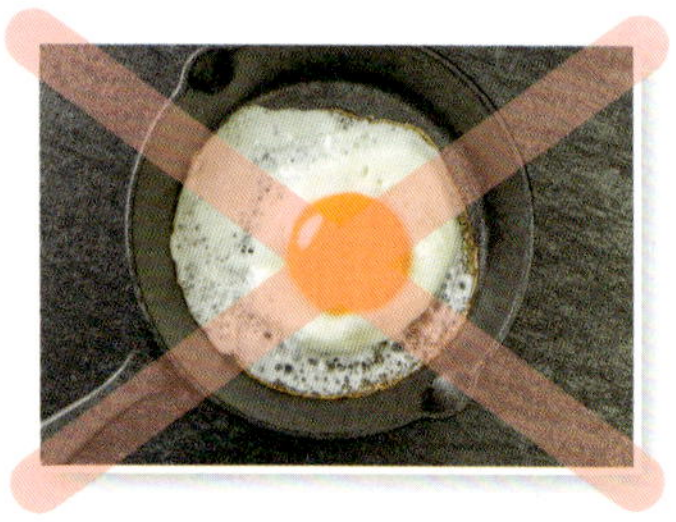

高温調理でこんがり焼いた目玉焼きには、老化物質AGEsが多く含まれています。

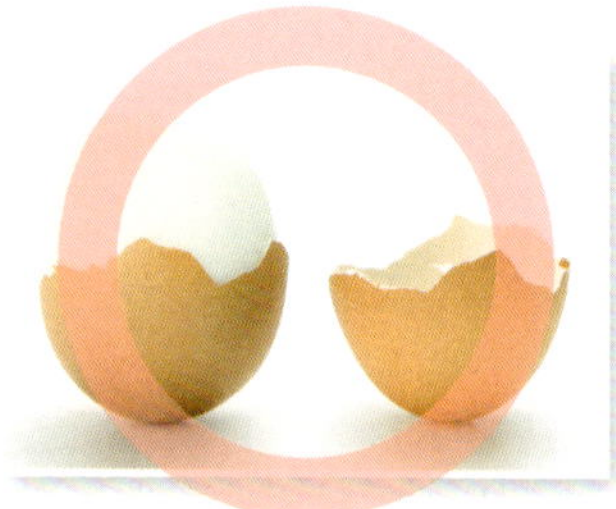

OKな調理法　**ゆで卵**

ゆで卵なら食べ応えも抜群。含まれる糖質量も0.2gに抑えられます。

PART 5-5

じゃがいもは蒸す、ゆでる

揚げる前に30分水にさらす

じゃがいもは主食の代わりにもなるほど、糖質が多く含まれる食品です。そのGI値は90と高く、急激に血糖値を上昇させるため、老化を促進する食品といえます。

じゃがいもを揚げる場合には、切ったあとにおよそ30分ほど水にさらしておくと、発がん性物質アクリルアミドの発生量を約4割減らすことができます。逆に、ゆでる料理、蒸す調理法では、アクリルアミドは発生しませんので、調理の際の参考にしましょう。

POINT

じゃがいもは糖質が多くGI値が高いので量を少なく、ゆで料理や蒸し料理にしましょう。

じゃがいもは調理法に注意

じゃがいもを揚げると、AGEsが増えるだけでなく発がん性物質まで発生します。

老化物質を抑える調理方法を！

糖質とたんぱく質が熱により老化物質になります。この物質の値が高いほど老化が助長される可能性が高まります。

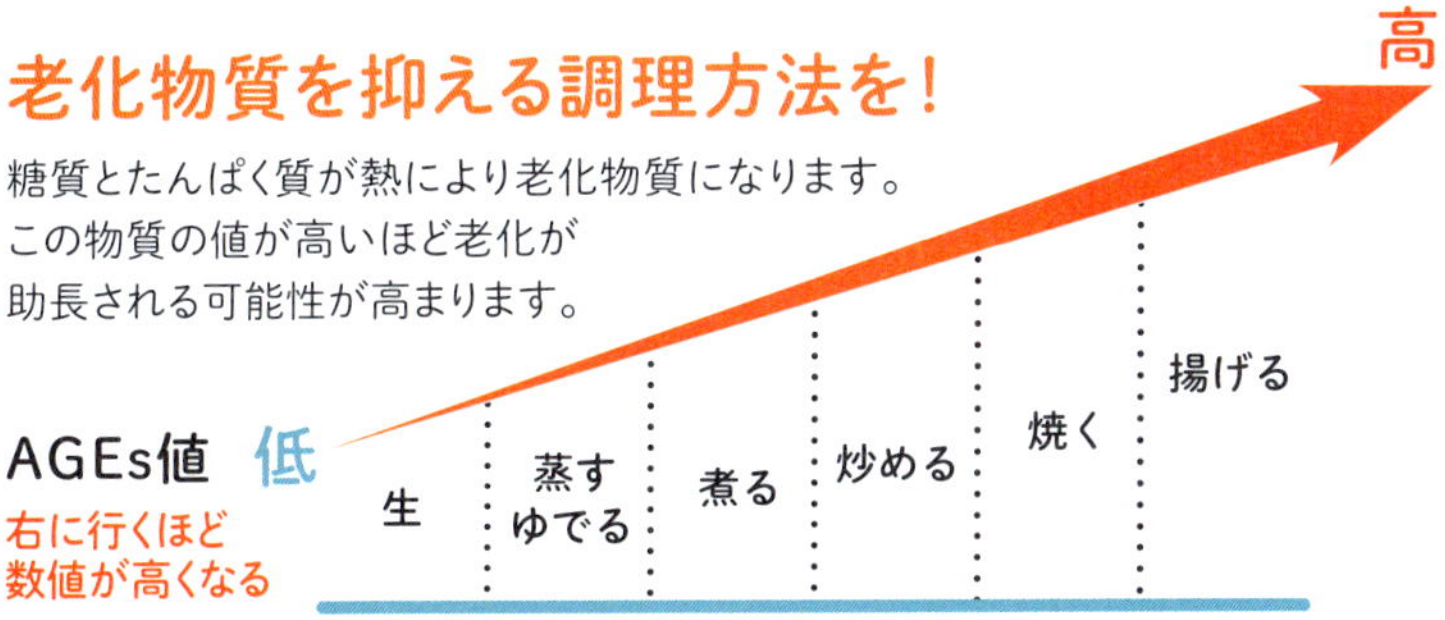
高
AGEs値
低
右に行くほど
数値が高くなる
生
蒸す
ゆでる
煮る
炒める
焼く
揚げる

じゃがいもを調理するならフライドポテトよりふかしいも

PART 5-6

野菜はスムージーで飲む

野菜や果物は丸ごとで食物繊維がとれる

野菜や果物に含まれているフィトケミカルの多くは、紫外線を浴びる皮や葉に含まれています。野菜や果物は、できるかぎり丸ごと、皮ごと調理して食べましょう。

生の野菜や果物は、ジューサーを使うと皮や繊維質の大半はとり除かれてしまいます。ミキサーを使って、皮も葉も残さずに入れたスムージーをつくりましょう。食物繊維もそのまとれて、腸内環境を整えるほか、便秘改善も期待できます。

POINT

野菜や果物は生のほかにもミキサーを使用してスムージーで飲むのがおすすめです。

野菜は丸ごと摂取する

野菜のフィトケミカルや食物繊維を
効果的にとるには、スムージーがおすすめです。

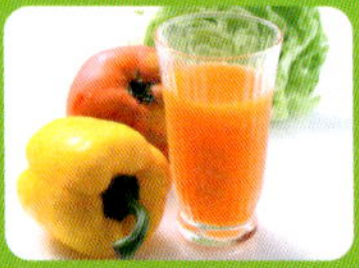

スムージーにすると…

- 食物繊維がそのままとれる
- 整腸作用でお通じがよくなる

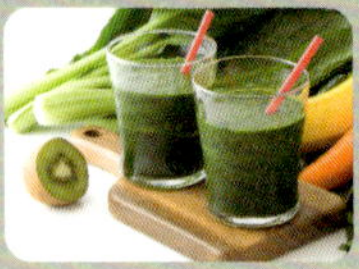

ジュースにすると…

- 皮や葉に含まれる抗酸化物質が失われてしまう → 効果減

Column

脂っこい食事が好きな夫の健康は大丈夫?

Q.

夫は、揚げ物やこってりした肉料理が大好きで、いつもそういった食事を要求してきます。

なるべく要望に応えたいのですが、健康面が心配です。

どうすればいいのでしょうか?

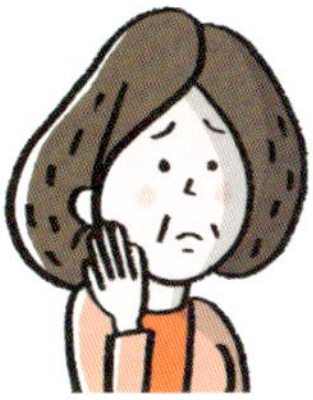

A.

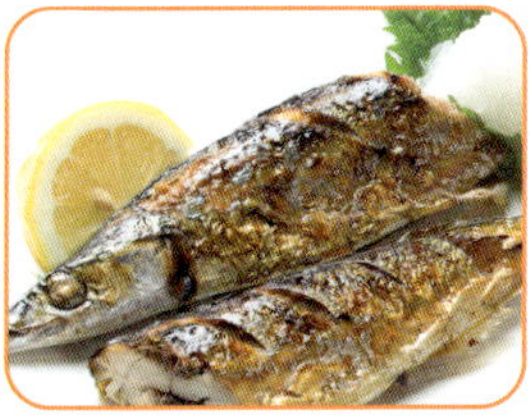

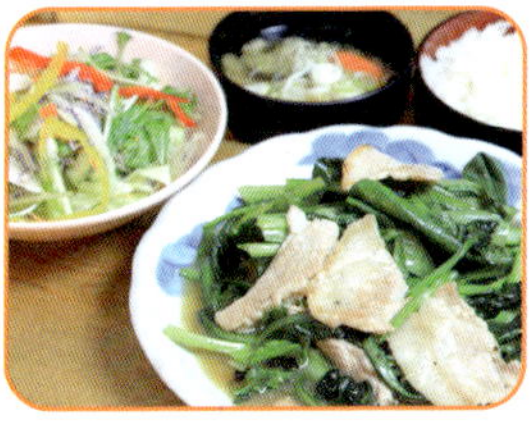

油には体にいい油と、体に悪い油があります。天ぷらや炒め物に使うサラダ油は、オメガ6脂肪酸をたくさん含んでいて、動脈硬化などの疾患を悪化させます。

一方、ココナッツオイルやオリーブオイルは加熱調理に使える油で、健康にいい油になります。「魚」や「えごま」に含まれるオメガ3脂肪酸は抗炎症作用があり、生活習慣病を予防する効果がありますので、積極的に使ってください。

PART 6

簡単にできる老けない運動・生活習慣

老化を防ぐためにも生活のなかに適度な運動をとり入れたいものです。
運動は毎日続けられるようなストレッチやウォーキングがおすすめです。
入浴や睡眠など日々の生活習慣にも気を配り、
若々しい体を保つように努力しましょう。

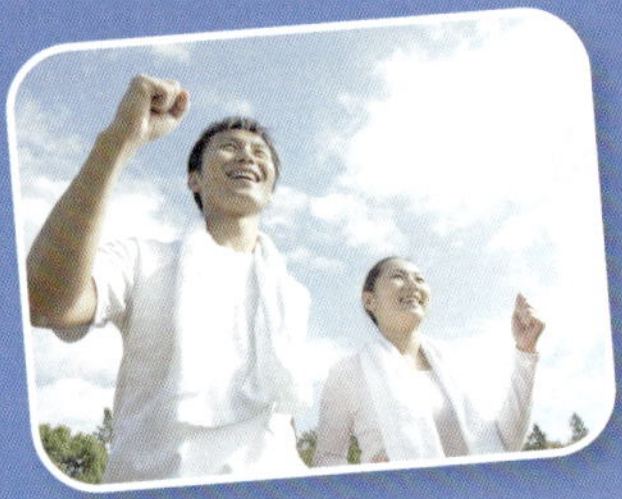

CONTENTS

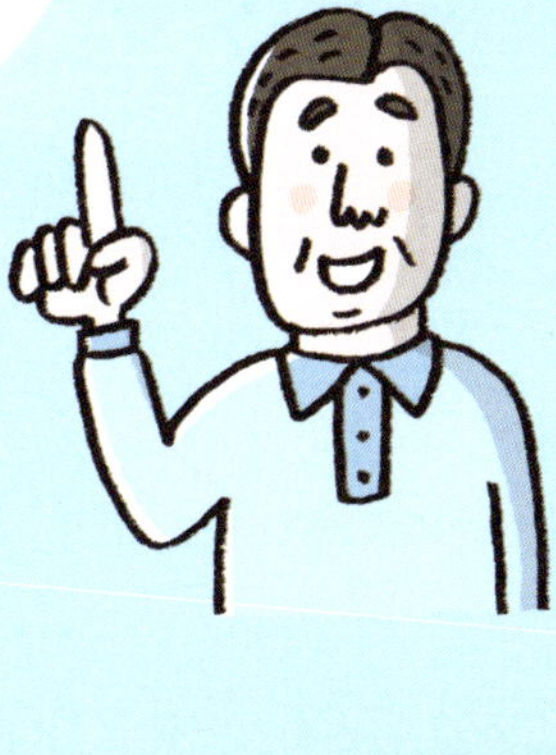

PART 6-1

朝はストレッチからはじめよう

ストレッチで筋肉を伸ばそう

厚生労働省の調査によると、1日10時間以上、座ったり寝転がったりして、ゴロゴロと身体不活発な時間をすごす人は男性で25％以上、女性で20％以上を占めるといわれています。また、老化を回避するためには、AGEsが体内に蓄積するのを防ぐために、食事をしたら血糖値がピークに達する食後1時間以内にエネルギーを消費する必要があります。そこで食後のゴロゴロしている時間をストレッチする時間にあててみてはいかがでしょうか。

ストレッチによって筋肉や関節を動かすと、血液循環がよくなり、体のすみずみまで酸素や栄養素が送られます。そのため、体調不良の予防や改善、リラックス効果があります。

どこでも気軽にできるので、運動が苦手な人や忙しい人でも、無理なく続けることができます。朝・昼・夜と分けて行えば、ちょっとした隙間の時間に体をほぐせます。

なかでも朝のほぐしは有効です。睡眠中は、基本的に同じ姿勢で長時間すごしているため、朝起きたときの筋肉は固く縮こまっています。ストレッチで筋肉を伸ばして、前向きな気持ちで1日をはじめましょう。

POINT

気軽に行えるストレッチをして筋肉や関節を動かしましょう。**筋肉を伸ばすことで血液循環がよくなり**、体のすみずみまで酸素や栄養素が送られます。

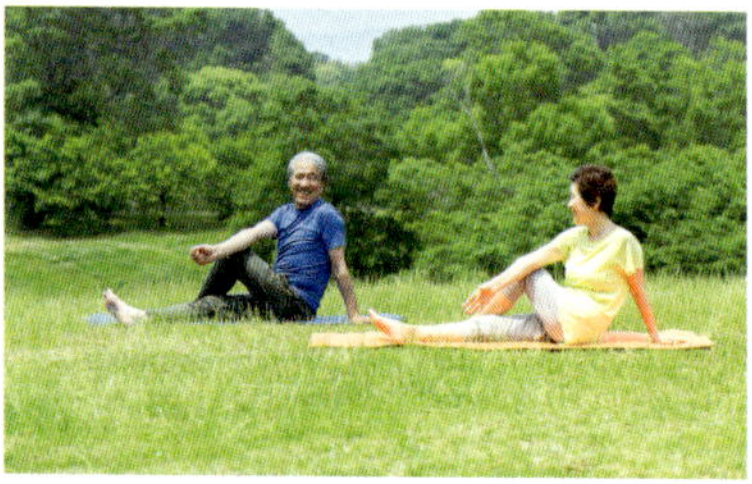

筋肉をほぐして老け知らず

筋肉をほぐすと、血のめぐりがよくなって、
さまざまな健康効果が得られます。

ストレッチで
朝から快調に！

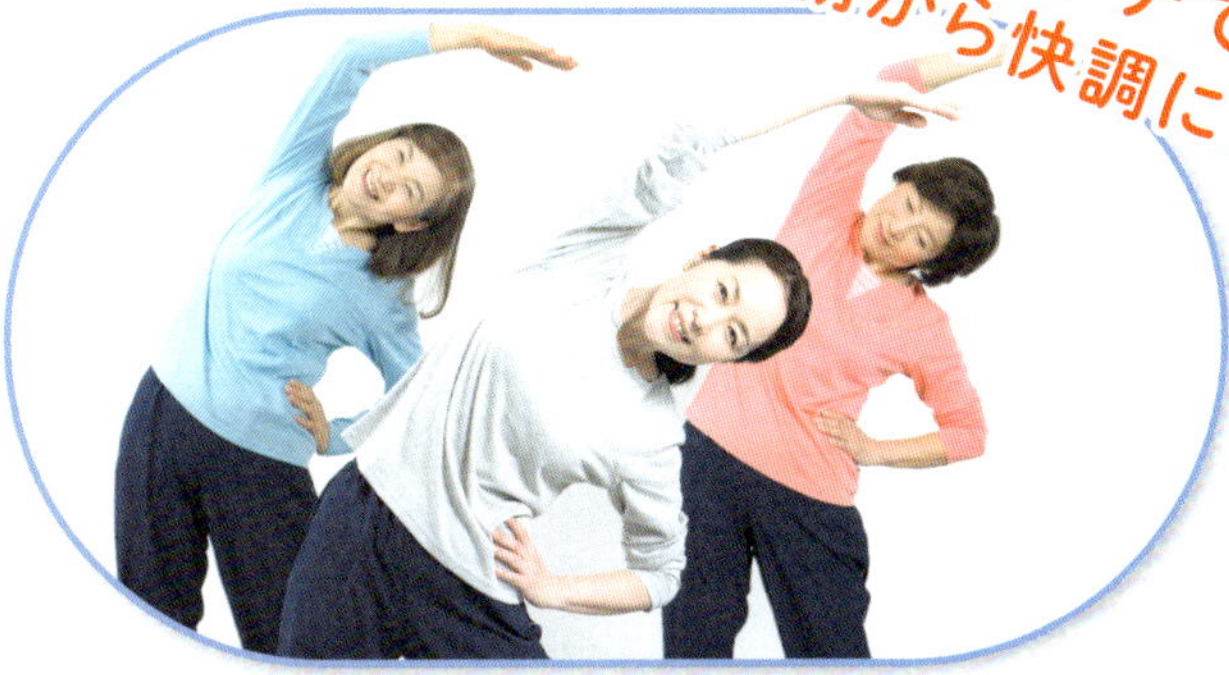

筋肉が硬いと……

↓

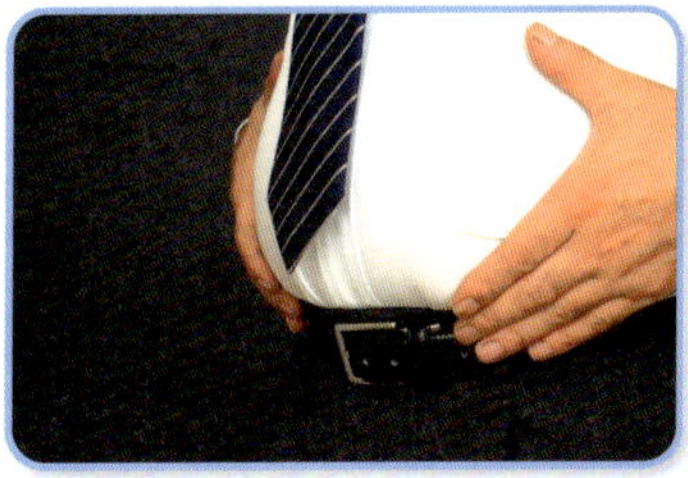

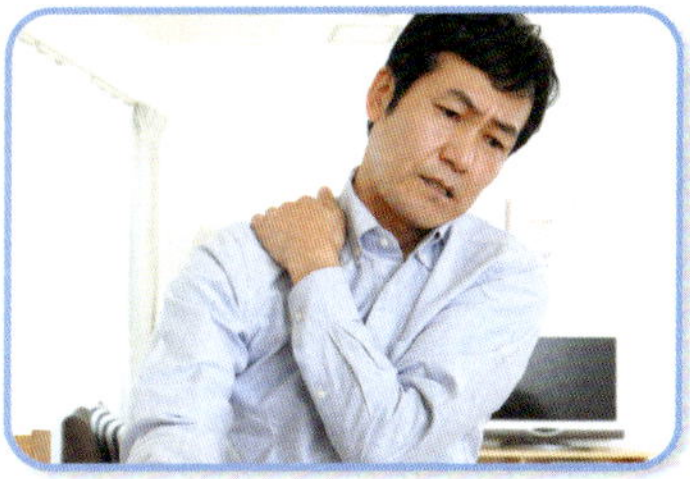

代謝が落ちて太りやすくなる

疲労回復が遅くなる

PART 6-2

坂道ウォーキングで筋肉&脳を活性化

最初は500歩が基本 徐々に運動量を増やす

運動不足を解消して、認知症、糖尿病などを予防するためにおすすめしたい有酸素運動がウォーキングです。

ウォーキングが認知症に有効なのは、体を動かすことによる刺激や、屋外の風景に接してさまざまな刺激を脳が受け止めるからとされています。

健康長寿のためにウォーキングは欠かせませんが、最初から1日1万歩を目指すと膝を痛めます。**まずは毎日500歩を目安にしましょう。距離にして350m、時間にして約5分です。**

これを繰り返し行うことができるようになったら時間を延長して、1日15分の習慣をつけます。慣れてきたら、距離を延ばしたり、歩き方に緩急をつけてみたりして、体力に合ったウォーキングを楽しみます。

1日15分以上、週3日以上のウォーキングの習慣がついてきたら坂道を歩いてみましょう。平坦な道に比べ運動量は2倍に増えます。

上り坂と下り坂とでは使う筋肉が異なりますが、後ろ向きに坂を上り下りすれば、使用する筋肉はさらに異なります。日ごろ使わない筋肉を使うことによって、脳は刺激を受け、活発に働くようになります。

POINT

ウォーキングはまず、毎日500歩（5分程度）を目安にしましょう。慣れてきたら時間を増やし、坂道にチャレンジすることで脳も刺激されます。

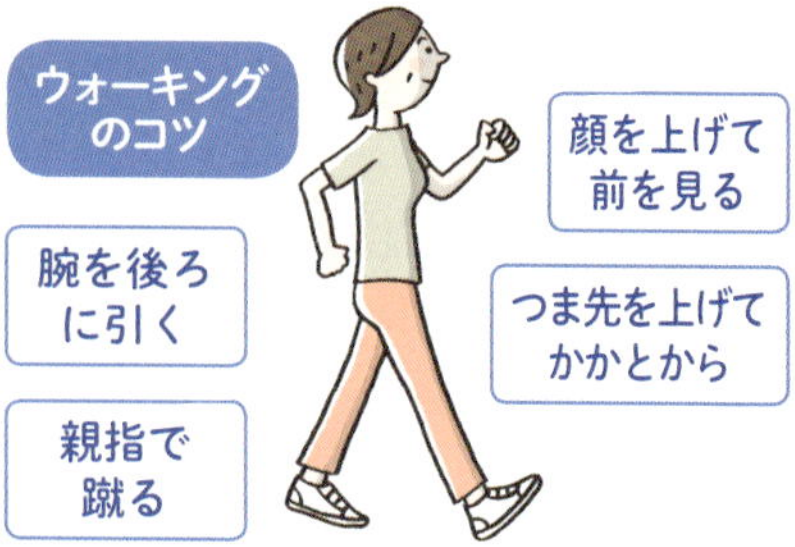

ウォーキングのコツ
顔を上げて前を見る
腕を後ろに引く
つま先を上げてかかとから
親指で蹴る

坂道ウォーキングで基礎代謝を向上させよう

ゆるやかな上りでも運動量は平地の２倍

普段使わない筋肉を使うと脳の活性化にも

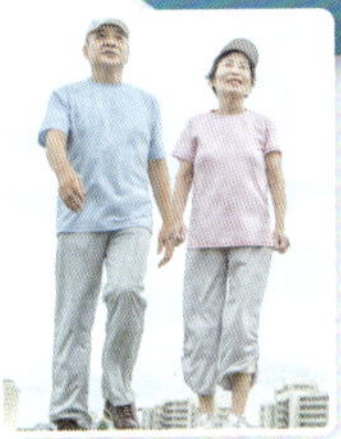

上るときとは別の筋肉を使うから下りも重要！

まず5分歩こう！
5分歩くと、距離にして約350m、約500歩

▼

次は15分歩こう！
このくらい歩くと基礎代謝が向上し、脂肪細胞の肥大を防止

少しずつ無理せず、歩く距離を増やすことが大切です。

PART 6-3

スクワットで 老化防止ホルモンを出す

老化防止ホルモンが運動することで分泌

高齢になると、体を動かすことがおっくうになったり、歩くことが面倒になったりして、しだいに運動機能が低下していきます。これをロコモティブシンドロームといいます。

運動機能低下の結果、家に引きこもりがちになると、よく外出する人に比べて死亡率は2倍以上も高くなり、歩行障害で家に閉じこもる人は4倍にもなるというデータがあります。

ロコモティブシンドロームを回避するためには、全身のバランス能力をつける片足立ちや下半身の筋力を鍛えるスクワットなど、さまざまな筋肉を使う運動を毎日続けることが重要です。

簡易スクワットのような膝を軽く曲げ伸ばしする運動でも老化防止ホルモンが分泌されます。

これは胃から分泌されるグレリンという名のホルモンで、代謝や老化防止に関係する成長ホルモンの分泌を促します。年より若く見える人にはグレリンが多く、また老廃物がたまっている人にはグレリンが少ないことから、グレリンは体の内外の老化を予防するといわれます。

体に無理のない簡単安全なスクワットで、老化防止ホルモンを分泌させましょう。

POINT

運動機能が低下するロコモティブシンドロームを防ぐために、**簡易スクワットのような膝を軽く曲げて伸ばす運動**に取り組みましょう。

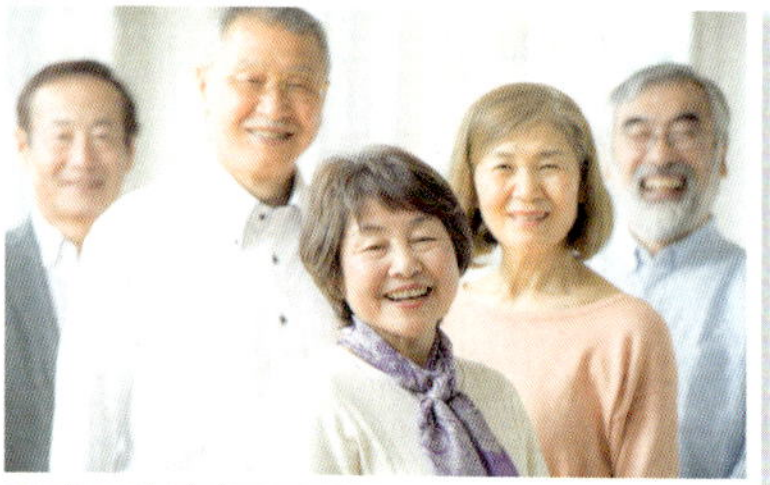

簡単安全スクワットで ゆっくりと筋肉を鍛えよう

1 足は腰の幅の位置で立つ

2 ゆっくりと膝を曲げ腰を下ろしていく

3 ゆっくりと立つ

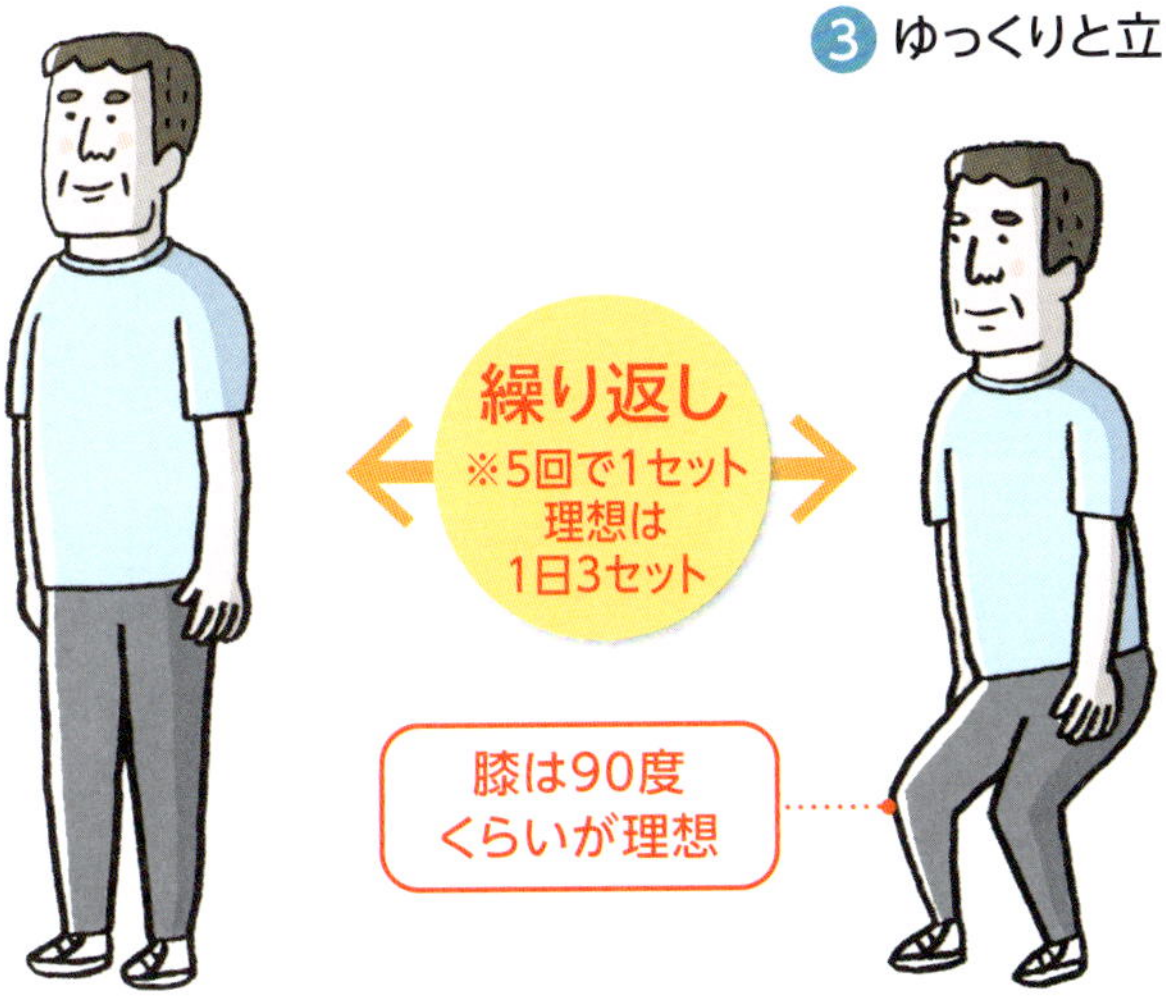
繰り返し
※5回で1セット
理想は
1日3セット
膝は90度
くらいが理想

いつでもできるイスを使った簡単運動

1 ゆっくりとイスに腰を下ろす

2 足と腰の筋肉を意識しながらゆっくりと立つ

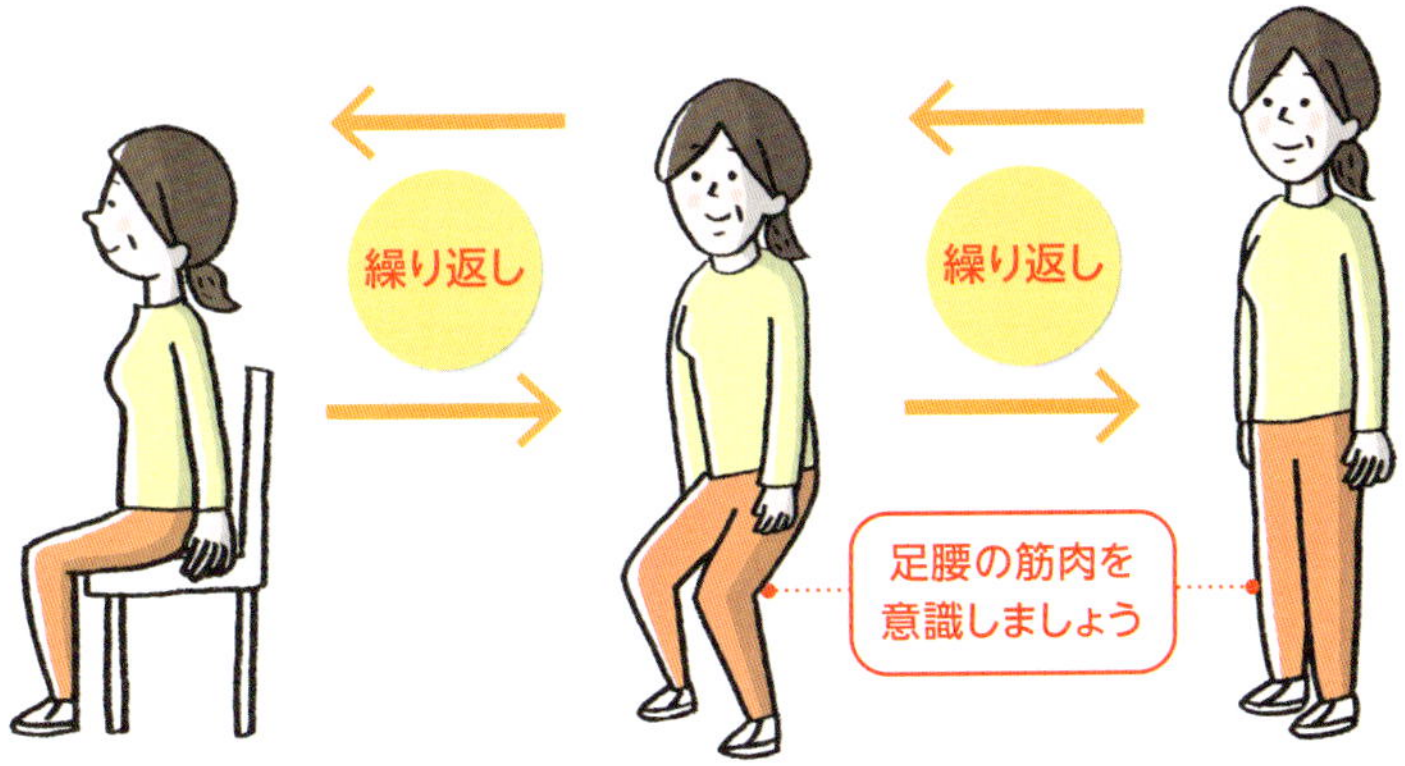
繰り返し
繰り返し
足腰の筋肉を
意識しましょう

PART 6-4

50代以降はストレス解消法を確立

過度なストレスは心身の疾患を引き起こす

ストレスは心身に影響を与える環境負荷といってもいいでしょう。適度なストレスはいいプレッシャーになって、やる気や元気のもとになりますが、その人が悩み苦しむような過度なストレスは日常生活にダメージを与え、疾患の原因になります。

誰にでも生じるストレスですが、大切なことはストレスが複雑化する前に、早めに解決することです。具体的な解消法としては、次の方法が考えられます。

- 腹式呼吸で自律神経を整える
- 規則正しく生活し、入浴や十分な睡眠で疲労をとる
- ストレス要因となる仕事や雑事などから離れる
- 自分の時間をもち、趣味や運動などで気分転換
- カラオケなど、喜怒哀楽を表現できる手段をもつ
- 自分ひとりで悩まないで、困ったことを相談できる友人をもつ
- 自分と向き合い、ストレスに負けないメンタルトレーニングを行う
- 精神面でのカウンセリングを受ける

ストレスの内容や耐性には個人差があります。特に心理面でのストレスは、その人なりの解消法を身につけることがすすめられます。

POINT

過度なストレスは日常生活にダメージを与え、疾患の原因になります。腹式呼吸で自律神経を整え、ストレス原因から離れ気分転換をしましょう。

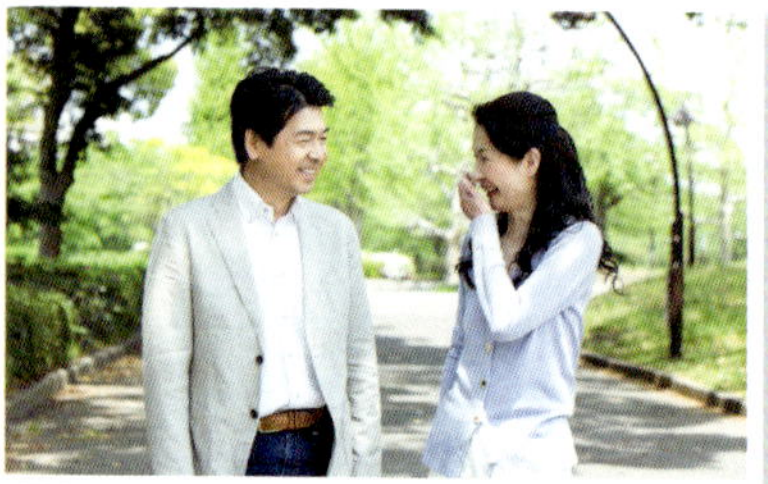

自分なりのストレス解消法で快適な毎日を送ろう

ストレスを完全に避けると刺激がなくなり、逆に老けてしまいます

心身ともに疲れて過度なストレスを感じたらまず休みましょう

週末は携帯電話やPCの電源をオフ

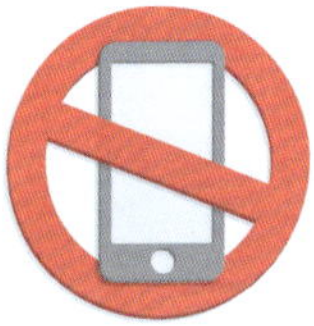

笑い、涙、怒り…喜怒哀楽を表現する

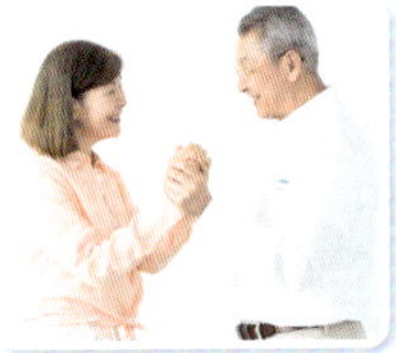

五感や体を使う習い事をはじめてみる

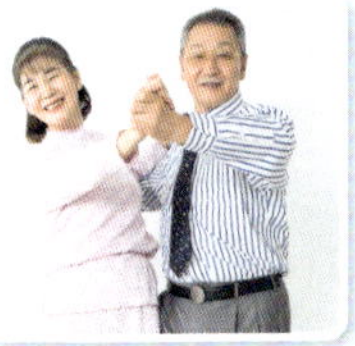

気分に合わせて音楽を聴く

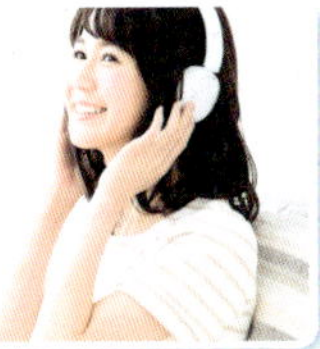

悩みを相談したり、愚痴をいえる人に話を聞いてもらう

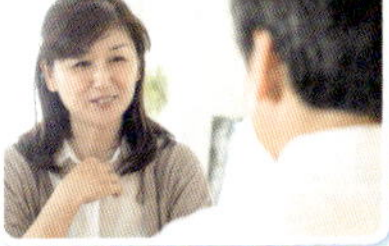

心地いいと思うことをしてみましょう

PART 6-5

入浴は絶好のアンチエイジングタイム

白湯と就寝前の入浴で心身を美しく保つ

冷えは老化のはじまりとされ、内臓や筋肉が冷えてしまうと体の緊張感が高まります。そこで冷えを解消する飲み物として、おすすめしたいのが白湯。湯を沸騰させてほどよく冷ましたものを飲むだけで、カルキなど余分な成分を飛ばした湯の細かい分子が細胞内に入って、古い水を老廃物とともに押し出してくれます。

冷えを解消するには、じっくりと入浴することも大切です。夜の入浴には3つの作用があります。血管を広げ血行を促して疲労を回復させる温熱作用、湯の水圧によって全身をマッサージし、疲れやむくみをとる水圧作用、体を支える臀部や太ももなどの緊張をほぐし、脳も緊張から解放する浮力作用です。

入浴はまさにアンチエイジングにつながる貴重な時間です。就寝する1時間前に、38～40度のお湯に20分ほどつかり、緊張感から体を解放し、リラックスした時間を楽しみましょう。

肌を清潔にして美肌を生むだけでなく、不眠症の人は寝つきがよくなり、冷え性の人は体が芯から温まり、ストレスも解消できます。入浴できない場合は足湯や腰湯も効果的です。

POINT

冷えを解消する飲み物として白湯を飲みましょう。入浴時には就寝1時間前に、38～40度のお湯に20分ほどつかり緊張感から体を解放します。

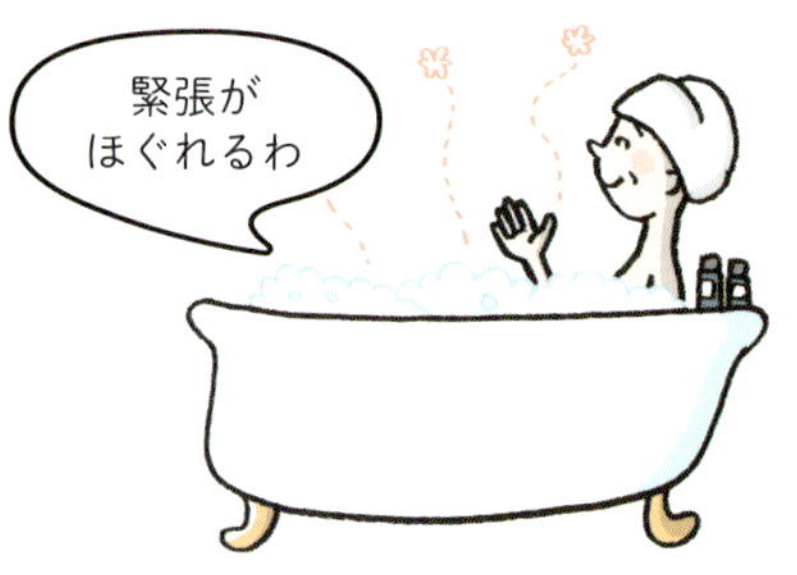

入浴には嬉しい作用がたくさんある

水圧作用

皮膚の下の毛細血管にも水圧がかかる ▶ 手足にたまった血液が押し戻されて心臓の働きが活発に ▶ 血液やリンパの流れをよくする

浮力作用

空気中に比べると体重が10分の1になる浮力で、体を支える筋肉や関節を休ませる ▶ 体全体の緊張がほぐれる

温熱作用

血行・代謝の改善 ▶ 体内の老廃物や疲労物質がとり除かれる ▶ 疲労や痛み、こりが改善

PART 6-6

寝る前のブルーライトは不眠の原因

眠る時間にこだわるといい睡眠効果を生む

　いい睡眠は特に起床時間に左右されます。朝7時に目覚めて太陽光を浴びると、体内時計にスイッチが入り、それから約16時間経った夜11時ごろには眠りに導くメラトニンというホルモンが多量に分泌されるのです。これで眠りの自然なリズムができ上がります。

　メラトニンは免疫力を高めて疾患を寄せつけず、老化を促す活性酸素を除去する働きがあります。睡眠中には成長ホルモンも分泌されて細胞を修復させたり疲労回復を促したり、さらに深い眠りは脳の老廃物を排除するという研究もあります。いい睡眠はいい効果をもたらすのです。

　まず睡眠環境を整え、睡眠時間を一定にし、いい睡眠を促しましょう。「眠れない」「眠りが浅い」「寝ても疲れがとれない」など、不眠の元凶はブルーライト（青色光線）といわれています。

　ブルーライトは脳に「朝だ」「明るい」という信号を送り、脳を覚醒させます。日中はそれで仕事もはかどりますが、夜間にパソコンやスマホのブルーライトを見ると、脳は朝と間違えてメラトニンの分泌を減らし、睡眠の質を劣化させます。夜間のスマホ操作は控えましょう。

POINT

朝7時に目覚めて太陽光を浴びると、夜にメラトニンというホルモンが分泌され眠りの自然なリズムができ上がります。また、寝る前のスマホ操作は厳禁です。

快眠を妨げるのはブルーライト

睡眠を促すホルモン「メラトニン」の分泌が減少する	メールをチェックすると脳が覚醒してしまう

寝る1時間前からスマホをシャットアウト

快眠を促すために睡眠環境を整えよう

照明や寝具にこだわってゆったりとした眠りにつきましょう

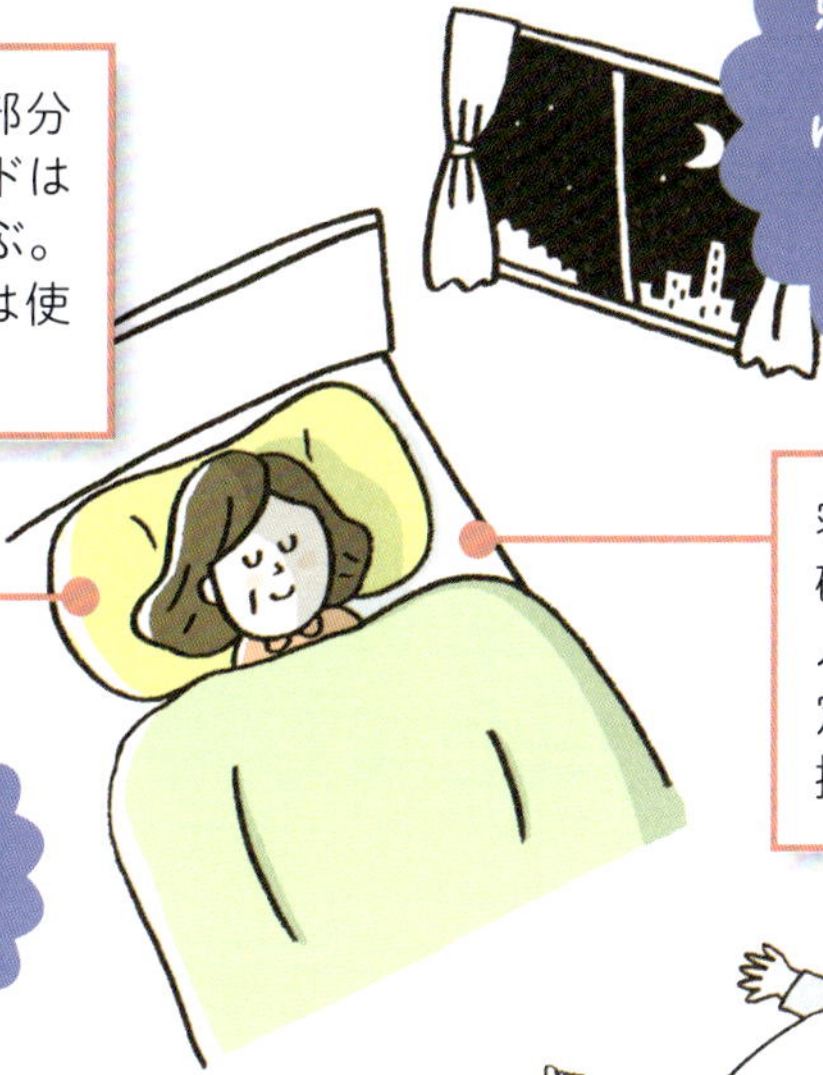

頭をのせる部分は低く、サイドは高い枕を選ぶ。高すぎる枕は使用しない

寝返りしやすい硬い寝具を選ぶ。マットレスを定期的に買い換えよう

睡眠は長さよりも質

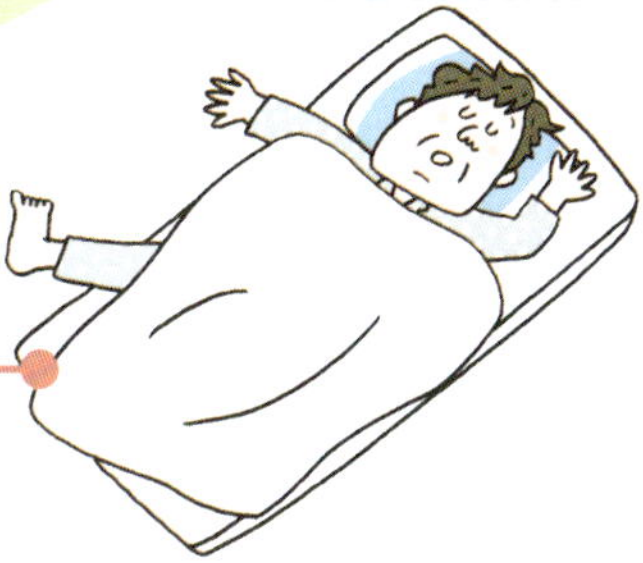

ベッドよりは畳や床に布団を敷くほうがベター。体が沈み込まず寝返りしやすい

休日も同じ時間に起きることで体内時計を乱れさせない

睡眠は短すぎても長すぎてもダメ。1日6〜7時間寝ましょう

睡眠時の口呼吸やいびきを改善して快眠に

睡眠時無呼吸症候群ではないですか？　噛む回数を増やして口周りの筋肉を鍛えて予防しましょう。鼻呼吸を意識することも大切。

PART 6-7

脳に刺激を与えて若々しく生きる

新しいことに挑戦して脳を活性化する

脳の老化を防ぐには五感をフルに活用して脳に刺激を与えることが重要です。

新しいことに積極的に挑戦したり、何かをするときでも「もっと工夫できないか」と頭を使ったり、多くの情報に触れたりして、常に脳に刺激を与え続ければ、神経細胞が次々に生まれ変わり、脳の老化を予防できます。

生活面では、趣味やスポーツ、仲間とのコミュニケーションを通して、心がときめくような出来事を探しましょう。社会との関わりにおいては、ボランティア活動などを通して、自分の居場所や生きがいをつくり、地域に貢献したいものです。もっと向上したいという思いが脳を鍛え、寿命を延ばします。

脳の老化を測る尺度に記憶力があります。記憶力には長期記憶と短期記憶がありますが、脳が老化すると、短期記憶が薄れやすくなります。「おとといの日記」のように、過去を繰り返し思い出すことで長期記憶に転送され、忘れるのを防ぐことができます。

覚えておきたいことは、声に出して繰り返し思い出し記憶にとどめれば、脳も活性化して物忘れを防ぐことができます。

POINT

仲間となるべく会い、趣味やスポーツ、ボランティアを通して**脳に刺激を与えましょう**。最近の短期記憶は繰り返し思い出して記憶を定着させましょう。

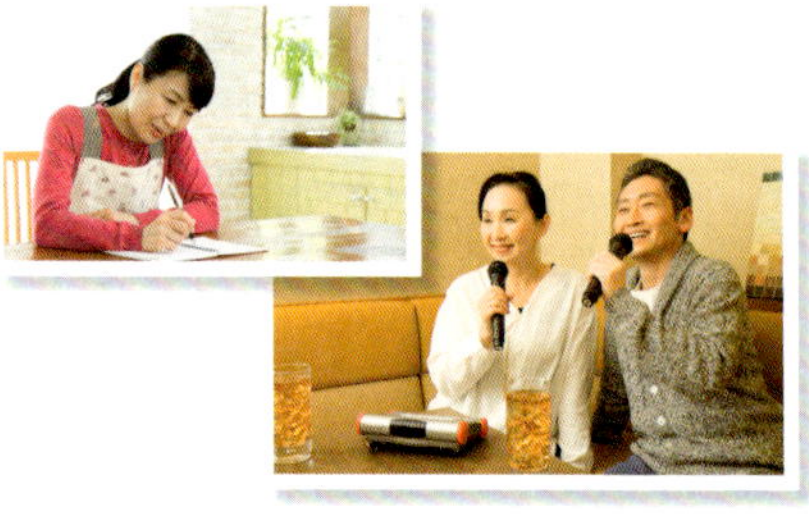

記憶トレで脳を活性化

1 繰り返し思い出し覚える

脳の海馬に送られた記憶はすぐに消えてしまうので、記憶の定着のためには繰り返し何度も思い出して覚える必要があります。

2 興味をもって覚える

「見たい」「聞きたい」「知りたい」と強く思ったり、納得したり感動しながら覚えましょう。好奇心を持っている人は老けません。

3 関連づける

たとえば「いつも帽子をかぶっている◎◎さん」といった感じで特徴と関連づけて記憶すると忘れにくいです。覚えにくい人の名前だと効果的です。

4 書いたり音読したりして覚える

重要なポイントはメモをして、何度も読み返したり音読したりしましょう。
五感をより多く刺激して記憶すると長く保持されます。

2日前の日記を書こう

日記より簡単なのは食事内容の記録。肥満予防にもなり、一石二鳥。

脳のさまざまな領域を使う音読をしよう

言葉の意味や文章の流れを考えるだけでなく、どのように読むかも考えると脳の刺激に。

複数人でカラオケに行こう

音程やリズムを意識し、感情表現が必要になるうえ、複数人で行けば人とコミュニケーションがとれる。

【参考文献】

「Dr. 白澤式いきいき歳をかさねる老けない食べ方」（白澤卓二・笠倉出版社）／「Dr. 白澤式健康寿命をのばす!老けない体を作る本」（白澤卓二・笠倉出版社）／「ドクター白澤流『老けない体』のつくり方」（白澤卓二・主婦と生活社）／「認知症予防の第一人者が教える 脳にいいこと事典」（白澤卓二・西東社）／「2 週間で効果がでる! ケトン食事法」（白澤卓二・かんき出版）／「体が生まれ変わる『ケトン体』食事法」（白澤卓二・三笠書房）／「寿命は 30 年延びる」（白澤卓二・幻冬舎）／「あなたを生かす油　ダメにする油　ココナッツオイルの使い方は8割が間違い」（白澤卓二・KADOKAWA／中経出版）／「老化ストップ!まだ間に合う!間違いだらけの危ない『生活習慣』」（白澤卓二・講談社ビーシー／講談社）／「老けない体を作る食べ方」（宝島社）

名医がすすめる！
老けない最強の食べ方

2018 年 10 月 14 日 初版発行

発　行　人　笠倉伸夫
編　集　人　新居美由紀
発　行　所　株式会社笠倉出版社
〒 110-8625 東京都台東区東上野 2-8-7 笠倉ビル
編　　　集　03-4355-1105
営　　　業　0120-984-164

印刷・製本　大日本印刷株式会社

ISBN 978-4-7730-8912-7
乱丁・落丁本はお取り替えいたします。

編　　集：株式会社ピーアールハウス（志鎌和真、中嶋伸吾、川島大雅）
イラスト：野田 節美
デザイン：株式会社ピーアールハウス